# 齐鲁针灸医籍集成·战国、西汉

张永臣　宋咏梅　贾红玲　校注

科学出版社

北京

# 内 容 简 介

  《齐鲁针灸医籍集成》(校注版)是在全面系统地收集、整理山东省古今医籍的基础上,加以分析、归纳、总结,从针灸理论、临床实践的角度,对遴选出的与针灸相关的医籍进行校注。本册选取战国《难经》、西汉《史记·扁鹊仓公列传》进行点校,并对较难理解的文字加以注释。

  本书可供中医院校师生、科研人员、临床医生和中医爱好者阅读参考。

**图书在版编目(CIP)数据**

---

 齐鲁针灸医籍集成.战国、西汉/ 张永臣,宋咏梅,贾红玲校注.—北京:科学出版社,2016.11
  ISBN 978-7-03-050560-6

 Ⅰ.①齐…  Ⅱ.①张…②宋…③贾…  Ⅲ.①针灸学-中医典籍-汇编-中国-战国时代、西汉时代 Ⅳ.①R245

 中国版本图书馆CIP数据核字(2016)第268016号

---

责任编辑:朱 灵
责任印制:谭宏宇 / 封面设计:殷 靓

科 学 出 版 社 出版
北京东黄城根北街16号
邮政编码:100717
http://www.sciencep.com
南京展望文化发展有限公司排版
上海叶大印务发展有限公司印刷
科学出版社发行 各地新华书店经销

\*

2017年1月第 一 版 开本:B5(720×1000)
2017年1月第一次印刷 印张:5 1/4
字数:65 100

定价:**42.00**元
(如有印装质量问题,我社负责调换)

谨以此书祝贺山东中医药大学建校六十周年、

针灸推拿学院建院三十周年！

# 丛书·序

　　中医学是中华文化的一部分，而针灸学又是中医学中的一块瑰宝。中医之术莫古于针灸，即起源较早；莫效于针灸，即有简便验廉之特点；莫难于针灸，即易学而难入、难精。现存较早的医籍《素问·异法方宜论》云："故东方之域，天地之所始生也。鱼盐之地，海滨傍水，其民食鱼而嗜咸，皆安其处，美其食。鱼者使人热中，盐者胜血，故其民皆黑色疏理。其病皆为痈疡，其治宜砭石。故砭石者，亦从东方来。"即针刺起源于我国东部地区，即山东一带。《孟子·离娄篇》云："犹七年之病，求三年之艾。"济宁市微山县、曲阜市出土的汉画像石上的针灸图定名为《扁鹊针灸行医图》，可以作为针刺起源和发展的佐证之一。

　　齐鲁针灸在我国针灸学发展史上具有重要的地位和作用，古代医家擅长针灸者如战国时期的扁鹊、西汉时期的淳于意、晋之王叔和、南宋之徐氏家族、金元之马丹阳、明之翟良、清之岳含珍与黄元御等，仁济齐鲁及周边地区。而汉代安徽的华佗游历山东、施医送药，金元时期河北的窦汉卿从师于滕县名医李浩，元代浙江名医滑伯仁从师于东平高洞阳，明代浙江针灸大家杨继洲也曾行医山东，湖北医家李时珍来山东考察药物兼以行医。近代民国名医黄石屏学医于山东，后闻名于海上。现代医家钟岳琦学于江南名家承淡安，张善忱为针灸事业殚精竭虑。而焦勉斋、郑毓桂、杜德五、李少川、臧郁文、马同如等医家，或为全国名医，或为地方名医，仁术惠民，教书育人，在齐鲁针灸史上增加了浓墨重彩的一笔。

　　中医之传承，借以书籍为先；古今之医籍，浩瀚博大纷杂。针灸之医籍，也是如此。特别是古代医籍，几经传抄，版本不一，刻印质量高低不等。今我校张永臣、宋咏梅、贾红玲等，对齐鲁针灸的历史进行了系统性研究，遴选出一些与针灸相关的医籍加以校注、出版，名之曰《齐鲁针灸医籍集成》(校注版)。本丛书从一个侧面整理、保存、传承了中医针灸文献，也从另一个侧面呈现了齐鲁针灸数千年的发展历程和各历史阶段所取得的成就，展示了齐鲁针灸的历史积淀，为我省乃至全国针灸事业的传承和发展、创新起到较好的作用。

然学海无涯，宜勤求古训而博采众方，精勤不倦方能博极医源。在丛书付梓之际，略述数语以嘉勉之！

中国针灸学会副会长
山东针灸学会原会长 　　　　　　　　吴富东
山东中医药大学原副校长、教授、博士研究生导师

2016 年 9 月 10 日

# 前言

"山东"和"齐鲁"是历史上形成的地理名词，今日看来，二者所指地理范围大体相当，"齐鲁"是"山东"的代称。"山东"之名，古已有之，但地域范围不一。《战国策·秦策》有"当秦之隆……山东之国，从风而服"，山东指崤山、华山以东的地区。汉代将太行山以东的地区统称为"山东"，《山东通史》记载：西周、春秋时，山东属齐、鲁、曹、滕、薛、郯、莒及宋、卫国的一部分，战国后期属齐，其南北各一部分属楚、赵。秦统一全国后，在山东置齐郡、琅琊、胶东、济北、东海、薛郡、东郡等郡。西汉初，山东多为刘邦之子"齐王"刘肥的封地。汉武帝元封五年（公元前106年），山东分属青、兖、徐三州。东汉时，山东属青、徐、兖、豫四州。西晋时，山东属青、徐、兖、豫、冀五州。隋朝时，山东又归属青、徐、兖、豫四州。唐贞观初，全国为十道，河、济以南属河南道，以北属河北道。北宋分为二十四路，山东分属京东东路、京东西路。金大定八年年（1168年），置山东东西路统军司，山东正式成为地方行政区划。元朝时，分置山东东西道肃政廉访司及山东东西道宣慰司。明洪武元年（1368年），置山东行中书省，治青州，后改置山东承宣布政使司。清代，将山东政区正式定为山东省。1949年，徐州市直属山东省管辖，新海连（连云港）市属山东鲁中南行署管辖，1953年1月，徐州市划归江苏省管辖。之后，山东地界未再发生大的变化。

而"齐鲁"之称，典籍历见，如《北史·儒林列传》云：伏生"教于齐鲁之间，学者由是颇能言《尚书》，诸山东大师，无不涉《尚书》以教矣。""齐鲁赵魏，学者尤多；负笈追师，不远千里；讲诵之声，道路不绝。"齐鲁之号"山东"，殆自此始。《史记·三王世家》中汉武帝有"生子当置之齐鲁礼义之乡"的文化向往，《隋书·文学列传》有"齐鲁富经学"之言,宋代文学家苏辙言"吾本生西南,为学慕齐鲁"。这些反映出在复杂多变的历史长河中,齐鲁文化传承不息的生命力和对人们根深蒂固的文化影响,而齐鲁文化也影响着中医、针灸的发展,互相交融和促进。

针灸学是中华民族智慧的结晶,它是我国传统文化的一部分,现正逐渐为世界人民所接受,并为人民的健康发挥着重要的作用。针灸医籍对针灸的传承和发展有着非凡的作用,它是针灸学发源、发展的历史见证,是针灸学理论的重要载体,是发展、创新的基础,因此整理、保护针灸医籍具有深远的意义。作为针灸发源地的针灸工作者,有责任、有使命将现存针灸医籍发掘、收集、整理、出版、保护和利用,不仅能为国内外学者的针灸研究提供便利,也可为我国针灸文献研究总体水平的提高作出应有的成绩。此外,目前我国的针灸古籍存在分布分散的缺点,而有的针灸医家的手稿或者油印稿随着时间的流逝,有损毁、丢失的可能,如不及时系统整理和保护,诸多针灸文献将面临佚失的危险。齐鲁医家的针灸学术特点和成就在我国针灸学中占有重要的一席之地,各医家在理论上潜心研究,发皇古义,推陈出新;在学术上兼容并蓄,各抒己见,各有所长。而在学术著作方面,或重理论探讨,或重临床实践,或重专业知识传播,或重科普知识推广。作为中医学的一个缩影,齐鲁针灸具有明显的地域特色,它的内涵值得我们继续努力挖掘、开发、传承、利用和创新。

有感于此,我和我校中医医史文献学、针灸推拿学的宋咏梅、贾红玲等同道,在系统收集、整理与山东相关的古今医籍的基础上,选取价值较高的、与针灸相关的医籍或针灸专著加以校勘,并从理论、临床的角度加以简要注释,以丛书的形式出版,名之曰《齐鲁针灸医籍集成》(校注版)。以期本套丛书能比较完整和清晰地展现古今齐鲁针灸的成就和概貌,更好地整理、保存针灸文献,也为针灸临床、教学、科研提供一套比较完整的、与齐鲁针灸相关的参考书,同时对保存祖国针灸文化起到了积极的促进作用。虽曰集成,实不能全部包括进去,由于我们学术水平及其他客观条件所限,所收书籍数目也很有限。

为收集到较好、最有代表性的书籍,校注人员奔走于济南及其他城市的各图书馆、藏书楼,拜访民间藏书家,走访书籍原作者及其后人。为保证校注质量,校注人员不计报酬,不畏寒暑,抓紧点滴时间,认真点校,仔细注释,经过大量艰辛的劳动,基本成稿,我对编委会全体成员表示由衷的感谢;而对书籍原作者或其后人表示无尽的歉意,因为资金所限,未能支付稿酬,为了齐鲁针灸的今天和明天,他们的深明大义之举时刻撞击着我们的心灵,激励我们要做好本套丛书,出精品之作,永传齐鲁针灸文化。

本套丛书的出版,得到了学校领导和科研处、文献研究所、针灸推拿学院、图书馆、宣传部领导的大力支持,听取了刘玉檀、国培、张登部、吴富东、单秋华、刘光亭、孙学全、杨传义、张方玉等老师的宝贵建议,我校王振国、田思胜、韩涛、刘更生、汤继芹、刘江亭等老师,中国中医科学院针灸研究所的赵京生老师和南京中医药大学的张树剑老师均给予了热情鼓励、指导和帮助,相关工作人员为本丛书付出了大量的辛勤汗水,在此谨表示我们诚挚的感谢!

同时,也将此套丛书作为献给山东中医药大学建校六十周年和针灸推拿学院建院三十周年的礼物,深深感谢母校的教育和培养,也祝愿母校培养出更多的优秀人才,创造出新的辉煌!

点校此类图书,我们经验不足,加之学术水平有限,虽经几经努力,但书中定会存在这样、那样的不足、缺点和错误,恳请读者不吝赐教,批评指正。

**张永臣**

2016 年 10 月 29 日于山东中医药大学

# 目 录

丛书序
前言

## 《难 经》

校注说明 ……………………………………………………………… 003
第一难 寸口脉与经脉营卫度数 …………………………………… 005
第二难 寸口 …………………………………………………………… 005
第三难 寸尺太过不及的异常脉象 ………………………………… 006
第四难 脉象阴阳 …………………………………………………… 006
第五难 切脉指力 …………………………………………………… 007
第六难 脉阴阳虚实 ………………………………………………… 008
第七难 六气旺脉 …………………………………………………… 008
第八难 脉平而死 …………………………………………………… 009
第九难 脉象迟数与脏腑病性 ……………………………………… 009
第十难 一脏十脉 …………………………………………………… 009
第十一难 脉律不齐与脏气的关系 ………………………………… 010
第十二难 五脏脉绝虚实误治 ……………………………………… 011
第十三难 色脉尺肤，诸诊合参 …………………………………… 011
第十四难 脉率损至主病和治疗 …………………………………… 012

第十五难　四时五脏平脉、病脉、死脉 ································· 013

第十六难　五脏病脉及主病 ················································ 015

第十七难　脉症顺逆与疾病预后 ··········································· 016

第十八难　寸口三部与脏腑经络配属关系和主病 ··················· 016

第十九难　男女脉象之别 ···················································· 017

第二十难　阴阳伏匿之脉 ···················································· 018

第二十一难　形病、脉病与预后 ··········································· 018

第二十二难　是动与所生病 ················································· 018

第二十三难　脉度、经脉流注和络脉 ····································· 019

第二十四难　阴经阳经气绝证状和预后 ·································· 020

第二十五难　十二经脉 ······················································· 021

第二十六难　十五络脉 ······················································· 021

第二十七难　奇经八脉含义 ················································· 021

第二十八难　奇经八脉循行 ················································· 022

第二十九难　奇经八脉证病 ················································· 023

第三十难　营卫生成与循行 ················································· 024

第三十一难　三焦部位和功能 ·············································· 024

第三十二难　心肺部位 ······················································· 024

第三十三难　肝肺色象浮沉 ················································· 025

第三十四难　五脏和声色臭味的配属及与五脏七神 ··············· 025

第三十五难　六腑 ····························································· 026

第三十六难　肾与命门 ······················································· 027

第三十七难　五脏与九窍 ···················································· 027

第三十八难　五脏六腑 ······················································· 028

第三十九难　五腑六脏 ······················································· 028

第四十难　耳闻鼻臭 ························································· 028

第四十一难　肝有两叶 ······················································· 029

第四十二难　脏腑解剖 ······················································· 029

第四十三难　人不食饮，七日而死 ······································· 030

第四十四难　七冲门 ……………………………………………………… 031

第四十五难　八会穴 ……………………………………………………… 031

第四十六难　老少与睡眠 ………………………………………………… 031

第四十七难　面部耐寒 …………………………………………………… 032

第四十八难　三虚三实 …………………………………………………… 032

第四十九难　正经自病与五邪所伤 ……………………………………… 033

第五十难　　五邪传变 …………………………………………………… 034

第五十一难　脏腑发病，喜恶有异 ……………………………………… 035

第五十二难　脏腑发病，根本不等 ……………………………………… 035

第五十三难　疾病传变和预后 …………………………………………… 036

第五十四难　脏病难治，腑病易治 ……………………………………… 036

第五十五难　积聚 ………………………………………………………… 036

第五十六难　五脏之积 …………………………………………………… 037

第五十七难　五泄 ………………………………………………………… 038

第五十八难　伤寒 ………………………………………………………… 038

第五十九难　狂病和癫病 ………………………………………………… 039

第六十难　　厥痛、真痛 ………………………………………………… 039

第六十一难　望闻问切 …………………………………………………… 040

第六十二难　脏腑井荥原 ………………………………………………… 040

第六十三难　井穴为始 …………………………………………………… 041

第六十四难　五输穴五行配属 …………………………………………… 041

第六十五难　井出合入 …………………………………………………… 041

第六十六难　原穴 ………………………………………………………… 042

第六十七难　五脏俞募 …………………………………………………… 042

第六十八难　五输穴 ……………………………………………………… 043

第六十九难　补母泻子 …………………………………………………… 043

第七十难　　刺分四时 …………………………………………………… 044

第七十一难　针刺深浅 …………………………………………………… 044

第七十二难　调气之方，必在阴阳 ……………………………………… 045

第七十三难　刺井泻荥 ……………………………………………………… 045

第七十四难　四时五藏针法 ………………………………………………… 045

第七十五难　泻南补北法 …………………………………………………… 046

第七十六难　补泻方法 ……………………………………………………… 047

第七十七难　上工与中工，治法不同 ……………………………………… 047

第七十八难　押手作用与提插补泻 ………………………………………… 047

第七十九难　补母泻子法 …………………………………………………… 048

第八十难　内针与出针 ……………………………………………………… 048

第八十一难　补泻反之害 …………………………………………………… 049

## 《史记·扁鹊仓公列传》

校注说明 ……………………………………………………………………… 053

《史记·扁鹊仓公列传》 …………………………………………………… 055

# 《难经》

原著　秦越人

# 校注说明

《难经》即《黄帝八十一难经》，约成书于战国，出自秦越人之手。本书以问答解释疑难的形式编撰而成，共讨论了 81 个问题，故又称《八十一难》。

秦越人，先秦时期著名的医家，世人尊称为"扁鹊"，《史记》为其列传。扁鹊的里籍尚不能确定，学者认识不一，有人认为是齐国卢人，即今之山东省济南市长清区，也有人认为是今之河北的任丘或沧州。扁鹊极可能是山东、河北一带的人，齐国经济上相对发达，其早年生活、学医、行医均在此两地，后来游历天下，足迹遍及山东、河北、河南、山西、陕西等地。

"难"是"问难"之义，或作"疑难"解。《难经》全书共分八十一难，对人体腑脏功能形态、诊法脉象、经脉、针法等诸多问题逐一论述。《难经》阐释了《黄帝内经》及先秦其他医籍的要言大义，内容以基础理论为主，内容简要，辨析精微，在脉法、元气、命门、三焦、经络特别是奇经八脉、腧穴特别是特定穴、刺法、病因病机、治则治法和预防等方面，均有创造性的发挥，对于中医基础理论和诊断学、针灸学等学科的形成和发展，贡献卓著，与《黄帝内经》《神农本草经》《伤寒杂病论》并称为中医的四大经典著作，是中医理论体系形成的标志性著作之一。

《难经》成书后，历代注释、发挥者甚多。北宋校正医书局校正刊行了《难经》，更加速了它的传播。宋以后注解、诠释《难经》的著作层出不穷，其中元代滑寿的《难经本义》，明代王九思《难经集注》、熊宗立《勿听子俗解八十一难经》、张世贤《图注八十一难经》，清代徐大椿《难经经释》、黄元御《难经悬解》流传较广，影响较大。本次校注以《难经本义》（明万历二十九年辛丑，1601 年）新安吴勉学《校刻古今医统正脉全书》本为底本，以《难经经释》《难经集注》为校本，以《黄帝内经》《脉经》为他校本。

本次校注的具体原则：

1. 全文采用简体横排，并加以现代标点符号。

2. 凡底本中异体字、俗写字、古字，均径改不出校。

3. 凡底本与校本互异，若显系底本有误、脱、衍、倒者，则据他校本或本书前后文例、文义改之、补之、删之，并出校注明。若怀疑底本有误、脱、衍、倒者，则不改动原文，只出校注明疑误理由。若底本因纸残致脱文字者，凡能据字形轮廓或医理可以大体判定出某字者，则补其字，或在注文中注明应补某字。凡底本无误，校本有误者，一律不出校。

4. 底本引录他书文献，虽有删节或缩写，但不失原意，不改。

5. 对难字、僻字、异读字，采用汉语拼音加直音的方法加以注音，并释字义；对费解的专用名词或术语加以注释；对通假字予以指明，并解释其假借义。

# 第一难　寸口脉与经脉营卫度数

一难曰：十二经脉皆有动脉，独取寸口以决五脏六腑死生、吉凶之法，何谓也？

然：寸口者，脉之大会，手太阴之脉动①也，人一呼脉行三寸，一吸脉行三寸，呼吸定息，脉行六寸。人一日一夜，凡一万三千五百息②，脉行五十度，周于身，漏水下百刻，荣卫行阳二十五度，行阴亦二十五度，为一周也，故五十度复会于手太阴。寸口者，五脏六腑之所终始，故法取于寸口也。

# 第二难　寸　　口

二难曰：脉有尺寸，何谓也？

然：尺寸者，脉之大要会③也。从关至尺是尺内，阴之所治也；从关至鱼际是寸口内，阳之所治也。故分寸为尺，分尺为寸④。故阴得尺内一寸，阳得寸内九分，尺寸终始一寸九分，故曰尺寸也。

---

① 脉动：《脉经》作"动脉"。

② 一万三千五百息：人之经脉上下、左右、前后二十八脉，周身共计十六丈二尺，1 尺等于 10 寸，即 1 620 寸，一昼夜运行 50 周，得 810 丈，即 8 100 寸；而呼吸定息，气行 6 寸，故一昼夜需要呼吸 13 500次息。即 162×10×50÷6＝13 500 次。

③ 要会：汇聚之处。

④ 分寸为尺，分尺为寸：分，别的意思。阳在上而阴在下，寸在上为阳，尺在下为阴，寸之下为尺，尺之上为寸；而关在尺、寸之间，居其中。

# 第三难　寸尺太过不及的异常脉象

三难曰：脉有太过，有不及，有阴阳相乘，有覆有溢，有关有格，何谓也？

然：关之前者，阳之动也，脉当见九分而浮。过者，法曰太过；减者，法曰不及。遂上鱼为溢，为外关内格，此阴乘之脉也①。

关之后者，阴之动也，脉当见一寸而沉。过②者，法曰太过；减者，法曰不及③。遂入尺为复，为内关外格，此阳乘之脉也④。故曰覆溢⑤，是其真藏之脉，人不病而死。

# 第四难　脉　象　阴　阳

四难曰：脉有阴阳之法，何谓也？

然：呼出心与肺，吸入肝与肾，呼吸之间，脾受谷味也，其脉在中，浮者阳也，沉者阴也，故曰阴阳。

心肺具浮，何以别之？

然：浮而大散者，心也；浮而短涩者，肺也。

肾肝俱沉，何以别之？

---

① 遂上鱼为溢，为外关内格，此阴乘之脉也：遂，经脉。阴气太盛，则阳气不得相营，阳气不得营于阴，经脉于是上出而溢于鱼际，为外关内格。外关内格，即阳在外闭而不下，阴从内而出以格拒之，故成阴乘阳位之脉。

② 过：过于本位，过于常脉，为病脉。

③ 不及：不及本位，不及常脉，为病脉。

④ 遂入尺为复，为内关外格，此阳乘之脉也：阳气太盛，则阴气不得相营，阴不得营于阳，经脉于是下陷而覆于尺之分，为内关外格。内关外格，即阴在内闭而不上，阳从外而入以格拒之，故成阳乘阴位之脉。

⑤ 覆溢：覆，如物之覆，由上而下。溢，如水之溢，由内而外。覆溢之脉，乃孤阴独阳、上下相离、无胃气的征象，故曰真藏之脉。

齐鲁针灸医籍集成·战国、西汉

然：牢而长者，肝也；按之濡，举指来实者，肾也；脾者中州，故其脉在中。是阴阳之法也。

脉有一阴一阳，一阴二阳，一阴三阳；有一阳一阴，一阳二阴，一阳三阴。如此之言，寸口有六脉俱动邪？

然：此言者，非有六脉俱动也，谓浮、沉、长、短、滑、涩也。浮者，阳也；滑者，阳也；长者，阳也；沉者，阴也；短者，阴也；涩者，阴也。所谓一阴一阳者，谓脉来沉而滑；一阴二阳者，谓脉来沉滑而长也；一阴三阳者，谓脉来浮滑而长，时一沉也；所谓一阳一阴者，谓脉来浮而涩也；一阳二阴者，谓脉来长而沉涩也；一阳三阴者，谓脉来沉涩而短，时一浮也。各以其经所在，名病逆顺也[①]。

# 第五难　切脉指力

五难曰：脉有轻重，何谓也？

然：初持脉，如三菽之重，与皮毛相得者，肺部也。如六菽之重，与血脉相得者，心部也。如九菽之重，与肌肉相得者，脾部也。如十二菽之重，与筋平者，肝部也。按之至骨，举指来疾者，肾部也。故曰轻重[②]也。

---

① 各以其经所在，名病逆顺也：脉可以反映病，根据经络、脏腑、季节来判定脉象的逆顺，如心脉宜浮，肾脉宜沉则为顺；若心脉反沉，肾脉反浮则为逆等。

② 轻重：皮毛、血脉、肌肉、筋、骨为肺、心、脾、肝、肾所主，且由外而内，递沉而下，其脉之轻重如何判定？为表述形象，以菽的重量计之。不言四菽、五菽，而以三菽或其倍数计算，为何？因为豆在荚内，粒粒相连，与脉动指下相类似。三菽之重量，不是三菽加于一部之上，乃一指下如有一菽的重量，三部指下即有三菽的重量。肺位高而主皮毛，故轻。六菽重为三部各有二菽的重量，心在肺下主血脉，故稍重。九菽重为三部各有三菽的重量，脾在心下主肌肉，故又稍重。十二菽重为三部各有四菽的重量，肝在脾下主筋，故较脾又加一菽。肾在肝下而主骨，其脉应按之至骨，为沉脉；但举之来疾者，为何？因为血在脉中行，需要气的推动才能运行，肾统水火，火入水中而化气，按之至骨则脉气不能运行于指下，故手指需要轻微抬起一点才能感觉到肾脉，征象为指下感觉突然猛于按至骨之前，这是肾气蒸动、勃不可遏的征象，故曰肾部。

# 第六难　脉阴阳虚实

六难曰：脉有阴盛阳虚，阳盛阴虚，何谓也？

然：浮之损小，沉之实大，故曰阴盛阳虚；沉之损小，浮之实大，故曰阳盛阴虚。是阴阳虚实之意也。

# 第七难　六气旺脉

七难曰：《经》言少阳之至，乍大乍小，乍短乍长；阳明之至，浮大而短；太阳之至，洪大而长；太阴之至，紧细而长；少阴之至，紧细而微；厥阴之至，沉短而敦①。此六者，是平脉邪，将病脉邪？

然：皆王脉也②。

其气以何月，各王几日？

然：冬至之后，得甲子少阳王，复得甲子阳明王，复得甲子太阳王。复得甲子太阴王，复得甲子少阴王，复得甲子厥阴王③。王各六十日，六六三百六十日，以成一岁。此三阳三阴之王时日大要也。

---

① 敦：《八十一难经集解》据《脉经》，"敦"作"紧"。

② 王脉也：得其时而气应生则为王脉。

③ 得甲子少阳王……复得厥阴王：自古历元皆起于冬至，其日必以甲子，然岁周三百六十五日四分日之一，则日有零余，每岁递差，至日不必皆当甲子。冬至后得甲子，乃指至日之当甲子。至日当甲子，立春后十五日历一甲，木气始盛，故曰少阳王也。若至日不当甲子，少阳之王大概以六十日，不复以甲子为限。少阳之阳尚微，阳明则阳已盛，太阳则阳极盛，极则阴生而太阴用事；太阴之阴尚微，少阴则阴已盛，厥阴则阴极盛，极则阳生，如是循环而已。

# 第八难　脉平而死

八难曰：寸口脉平而死者，何谓也？

然：诸十二经脉者，皆系于生气之原。所谓生气之原者，谓十二经之根本也①，谓肾间动气②也。此五藏六腑之本，十二经脉之根，呼吸之门③，三焦之原④。一名守邪之神。故气⑤者，人之根本也，根绝则茎叶枯矣。寸口脉平而死者，生气独绝于内也。

# 第九难　脉象迟数与脏腑病性

九难曰：何以别知脏腑之病邪？

然：数者，腑也；迟者，脏也。数则为热，迟则为寒。诸阳为热，诸阴为寒⑥。故以别知脏腑之病也。

# 第十难　一脏十脉

十难曰：一脉为十变者，何谓也？

---

① 谓十二经之根本也：孙鼎宜的《难经章句》疑此八个字为衍文。

② 肾间动气：肾间，两肾之间。动气，气所开合出入之处，即命门。

③ 呼吸之门：吸入肝与肾，故云呼吸之门。

④ 三焦之原：三焦与肾同候，而肾属下焦，故曰三焦之原，此谓三焦所出之处。

⑤ 气：即原气。原气在人，犹草木之有根本，若草木根绝，则茎叶枯落而死；人之原气，亦如此。可知原气于人之重要性。

⑥ 诸阳为热，诸阴为寒：一呼一吸，脉来四至，闰以太息，脉来五至，命曰平人，常人之脉，即不病之脉也。一息三至曰迟，不足之脉；一息六至曰数，太过之脉。脏为阴，腑为阳。脉数者属腑，为阳为热；脉迟者属脏，为阴为寒。诸阳脉皆为热，诸阴脉皆为寒，脏腑之病，由此判断。

然：五邪①刚柔②相逢③之意也。假令心脉急甚者，肝邪干心也；心脉急微者，胆邪干小肠也。心脉大甚者，心邪自干心也；心脉微大者，小肠邪自干小肠也。心脉缓甚者，脾邪干心也；心脉微缓者，胃邪干小肠也。心脉涩甚者，肺邪干心也心脉微涩者，大肠邪干小肠也。心脉沉甚者，肾邪干心也；心脉微沉者，膀胱邪干小肠也。五脏各有刚柔邪，故令一脉辄变为十④也。

# 第十一难　脉律不齐与脏气的关系

十一难曰：《经》言不满五十动而一止，一脏无气者，何脏也？

然：人吸者随阴入，呼者因阳出⑤。今吸不能至肾、至肝而还，故知一脏无气者，肾气先尽⑥也。

----

①　五邪：五脏六腑之气，失其正即为邪。

②　刚柔：五脏为柔为阴，六腑为刚为阳。

③　相逢：脏邪干脏，腑邪干腑为相逢。也有人认为于本位见他脉曰相逢相干者。

④　一脉辄变为十：叶霖谓：盖脏干脏则脉盛，腑干腑则脉微。假如夏主心，脉当浮大而散，今反弦而急甚者，肝邪来干心也。此从后来，母乘子，为虚邪。小肠心之腑，脉当浮大而洪长，而微弦急者，为胆邪，阳干于阳，阴干于阴，同气相求也。心脉虽洪大，当以胃气为本，今无胃气，故其脉大甚也。此心自病为正邪，故言自干心也。小肠心之腑，微大者，较洪大则小，为小肠自病，故曰自干也。缓者，脾脉乘心，故令心脉缓也。从前来，子乘母，为实邪，故言脾邪干心也。胃脉小缓，见于心部，小肠心腑，故亦言干也。涩为肺脉，今见心部，是火不足以制金，金反凌火，从所不胜来为微邪，故言肺邪干心也。微涩大肠脉，小肠心腑，故见于心部而言干也。沉者肾脉，心火炎上，其脉本浮，今反见沉，是水来克火，从所胜来为贼邪，故言肾干心也。微沉者，膀胱脉也，小肠心腑，亦见心部，故言干之也。此皆夏旺之时，心脉见如此者，为失时脉。推此十变之候，乃五行胜复相加，故谓之五邪也。五脏各有表里，更相乘之，一脉成十，故曰十变也。

⑤　吸者随阴入，呼者因阳出：气吸入肾与肝，故吸随阴入；气呼出心与肺，故呼因阳出。

⑥　一脏无气者，肾气先尽：《灵枢·根结》云："一日一夜五十营，以营五脏之精。不应数者，名曰狂生。所谓五十营者，五脏皆受气，持其脉口，数其至也。五十动而不一代者，五脏皆受气；四十动一代者，一脏无气；三十动一代者，二脏无气；二十动一代者，三脏无气；十动一代者，四脏无气；不满十动一代者，五脏无气。"五脏肾在最下，吸气最远，五十动不满而一止为肾无所资，气当先尽。尽，衰竭。肾脏衰竭则不能随诸脏气而上。

# 第十二难　五脏脉绝虚实误治

十二难曰：《经》言五脏脉已绝于内，用针者反实其外；五脏脉已绝于外，用针者反实其内。内外之绝，何以别之？

然：五脏脉已绝于内者，肾肝气已绝于内也，而医反补①其心肺；五脏脉已绝于外者，心肺气②已绝于外也，而医反补其肾肝。阳绝补阴，阴绝补阳③，是谓实实虚虚④，损不足，益有余。如此死者，医杀之耳。

# 第十三难　色脉尺肤，诸诊合参

十三难曰：《经》言见其色而不得其脉，反得相胜之脉者，即死；得相生之脉者，病即自己。色之与脉当相参相应，为之奈何？

然：五脏有五色，皆见于面，亦当与寸口、尺内⑤相应。假令色青，其脉当弦而急；色赤，其脉浮大而散；色黄，其脉中缓而大；色白，其脉浮涩而短；色黑，其脉沉濡而滑。此所谓五色之与脉，当参相应⑥也。脉数，尺之皮肤亦数；脉急，尺之皮肤亦急；尺缓，尺之皮肤亦缓；脉涩，尺之皮肤亦涩；脉滑，尺之皮肤亦滑。

五脏各有声、色、臭、味，当与寸口、尺内相应，其不应者病也。假令色青，其脉浮涩而短，若大而缓为相胜；浮大而散，若小而滑为相生也。《经》言知一

---

① 补：以针补之。

② 气：原作"脉"，据《灵枢·九针十二原》"五脏之气，已绝于外"改。

③ 阳绝补阴，阴绝补阳：心肺为阳，肾肝为阴。

④ 实实虚虚：绝者，虚也，不足之证；不绝者，实也，有余之证。而补其不当补，则绝者益殆。使虚证更虚，使实证更实，即针刺补泻反而致。

⑤ 寸口、尺内：寸口指脉诊，尺内指皮肤。

⑥ 五色之与脉，当参相应：皮肤颜色与脉象应当相应，即见其色，得其脉。

为下工，知二为中工，知三为上工。上工者十分九，中工者十分七[1]，下工者十全六。此之谓也。

# 第十四难　脉率损至主病和治疗

十四难曰：脉有损至[2]，何谓也？

然：至之脉，一呼再至曰平，三至曰离经，四至曰夺精，五至曰死，六至曰命绝。此至之脉也。

何谓损？

一呼一至曰离经，再呼一至曰夺精，三呼一至曰死，四呼一至曰命绝。此损之脉也。至脉从下上，损脉从上下也。

损脉之为病奈何？

然：一损损于皮毛，皮聚而毛落；二损损于血脉，血脉虚少，不能荣于五脏六腑；三损损于肌肉，肌肉消瘦，饮食不能为肌肤；四损损于筋，筋缓不能自收持；五损损于骨，骨痿不能起于床。反此者，至脉之病[3]也。从上下者，骨痿不能起于床者死；从下上者，皮聚而毛落者死。

治损之法奈何？

然：损其肺者，益其气；损其心者，调其荣卫；损其脾者，调其饮食，适其寒温；损其肝者，缓其中；损其肾者，益其精。此治损之法也。

脉有一呼再至，一吸再至；有一呼三至，一吸三至；有一呼四至，一吸四至；有一呼五至，一吸五至；有一呼六至，一吸六至；有一呼一至，一吸一至；有再呼一至，再吸一至；有呼吸再至[4]。脉来如此，何以别知其病也？

---

① 七：吕广《难经集注》作"八"。
② 损至：少曰损，多曰至。
③ 至脉之病：原作"至于收病也"，据《难经本义》"至于收病也，当作'至脉之病也'"改。
④ 有呼吸再至：《难经经释》："此五字疑衍。"

然：脉来一呼再至，一吸再至，不大不小曰平。一呼三至，一吸三至，为适得病，前大后小，即头痛，目眩；前小后大，即胸满，短气。一呼四至，一吸四至，病欲甚，脉洪大者，苦烦满；沉细者，腹中痛；滑者伤热，涩者中雾露。一呼五至，一吸五至，其人当困，沉细夜加，浮大昼加，不大不小，虽困可治，其有大小者，为难治。一呼六至，一吸六至，为死脉也，沉细夜死，浮大昼死。一呼一至，一吸一至，名曰损，人虽能行，犹当著床，所以然者，血气皆不足故也。再呼一至，再吸一至，呼吸再至，名曰无魂，无魂者当死也。人虽能行，名曰行尸①。

上部有脉，下部无脉，其人当吐，不吐者死。上部无脉，下部有脉，虽困无能为害。所以然者，譬如②人之有尺，树之有根，枝叶虽枯槁，根本将自生。脉有根本，人有元气，故知不死。

# 第十五难　四时五脏平脉、病脉、死脉

十五难曰：《经》言春脉弦，夏脉钩，秋脉毛，冬脉石。是王脉③耶？将病脉也？

然：弦、钩、毛、石者，四时之脉也。春脉弦者，肝东方木也，万物始生，未有枝叶，故其脉之来，濡弱而长，故曰弦。夏脉钩者，心南方火也，万物之所茂，垂枝布叶，皆下曲如钩，故其脉之来④，来疾去迟，故曰钩。秋脉毛者，肺西方金也，万物之所终，草木华叶，皆秋而落，其枝独在，若毫毛也。故其脉之来，轻虚以浮，故曰毛。冬脉石者，肾北方水也，万物之所藏也，盛冬之时，水凝如石，故其脉之来，沉濡而滑，故曰石。此四时之脉也。

如有变⑤奈何？

然：春脉弦，反者为病。

---

① 行尸：生道已绝，如尸之行。
② 譬如：《难经本义》："譬如"二字，当在"人之有尺"下。
③ 王脉：即四时之脉，脉应于四时。
④ 来：原无，据《增辑难经本义》及上下文补。
⑤ 变：逆四时之脉为变。

何谓反？

然：其气来实强，是谓太过，病在外；气来虚微，是谓不及，病在内。脉①来厌厌②聂聂，如循榆叶曰平；益实而滑，如循长竿曰病；急而劲益强，如新张弓弦曰死。春脉微弦曰平。弦多胃少曰病，但弦无胃气曰死，春以胃气为本。

夏脉钩，反者为病。何谓反？

然：其气来实强，是谓太过，病在外；气来虚微，是谓不及，病在内。其脉来累累如环，如循琅玕③曰平；来而益数，如鸡举足者曰病；前曲后居，如操带钩曰死。夏脉微钩曰平，钩多胃少曰病，但钩无胃气曰死，夏以胃气为本。

秋脉毛，反者为病。何谓反？

然：其气来实强，是谓太过，病在外；气来虚数，是谓不及，病在内。其脉来蔼蔼如车盖④，按之益大曰平；不上不下，如循鸡羽曰病；按之萧索，如风吹毛曰死。秋脉微毛曰平，毛多胃气少曰病，但毛无胃气曰死，秋以胃气为本。

冬脉石，反者为病。何谓反？

然：其气来实强，是谓太过，病在外；气来虚微，是谓不及，病在内。脉来上大下兑，濡滑如雀之喙曰平；啄啄连属⑤，其中微曲⑥曰微病；来如解索⑦，去如弹石⑧曰死。冬脉微石曰平，石多胃气少曰病，但石无胃气曰死，冬以胃气为本。

胃者，水谷之海，主禀，四时皆以胃气为本，是谓四时之变病，死生之要会也。

脾者，中州也，其平和不可得见⑨，衰乃见耳。来如雀之啄，如水之下漏，是脾衰见也。

---

① 脉：原作"气"，据下文改。
② 厌厌：浮薄而虚。
③ 琅玕：石如珠。
④ 车盖：浮大而虚。
⑤ 啄啄连属：指脉象搏手而数。
⑥ 微曲：似钩。
⑦ 解索：紧而散。
⑧ 弹石：紧而促。
⑨ 平和不可得见：脾寄旺于四季，不独主四时，四脏之脉平和，则脾脉在中而不可见。

# 第十六难　五脏病脉及主病

十六难曰：脉有三部九候，有阴阳，有轻重，有六十首，一脉变为四时，离圣久远，各自是其法，何以别之？

然：是<sup>①</sup>其病，有内外证。

其病为之奈何？

然：假令得肝脉，其外证：善洁，面青，善怒；其内证：齐<sup>②</sup>左有动气，按之牢若痛；其病四肢满，闭淋<sup>③</sup>，溲便难，转筋。有是者肝也，无是者非也。

假令得心脉，其外证：面赤，口干，喜笑；其内证：齐上有动气，按之牢苦痛；其病：烦心，心痛，掌中热而哕。有是者心也，无是者非也。

假令得脾脉，其外证：面黄，善噫，善思，善味；其内证：当齐有动气，按之牢苦痛；其病：腹胀满，食不消，体重节痛，怠惰嗜卧，四支<sup>④</sup>不收。有是者脾也，无是者非也。

假令得肺脉，其外证：面白，善嚏，悲愁不乐，欲哭；其内证：齐右有动气，按之牢若痛；其病：喘咳，洒淅寒热。有是者肺也，无是者非也。

假令得肾脉，其外证：面黑，善恐欠；其内证：齐下有动气，按之牢若痛；其病：逆气，小腹急痛，泄如下重，足胫寒而逆。有是者肾也，无是者非也。

---

① 是：《难经集注》丁曰："'是'字当作视物之'视'，言视其精明五色，循按察之左右，即知内外之证。故知'是'字当作视物字用。此'是'字传写之误。"

② 齐：通"脐"。本难下同。

③ 闭淋：《难经集注》"淋"作"癃"。《八十一难经集解》丹波元胤曰："癃义与淋同。《本草经》、《内经》皆用'癃'字。《素问·奇病论》王注：'癃，小便不得也。溲，小便也。'此闭癃句，是言小便苦闭若淋涩。虞注：'癃溲，小府涩也。便难大府所注难也。'误。"

④ 支：通"肢"。

# 第十七难　脉症顺逆与疾病预后

十七难曰：《经》言病或有死，或有不治自愈，或连年月不已。其死生存亡，可切脉而知之耶？

然：可尽知也。诊病若闭目不欲见人者，脉当得肝脉强①急而长，而反得肺脉浮短而涩者，死也。

病若开目而渴，心下牢者，脉当得紧实而数，反得沉涩而微者，死也。

病若吐血，复鼽衄血者，脉当沉细，而反浮大而牢者，死也。

病若谵言妄语，身当有热，脉当洪大，而反手足厥逆，脉沉细而微者，死也。

病若大腹而泄者，脉当微细而涩，反紧大而滑者，死也。

# 第十八难　寸口三部与脏腑经络配属关系和主病

十八难曰：脉有三部，部有四经②，手有太阴阳明，足有太阳少阴，为上下部③，何谓也？

然：手太阴、阳明金也，足少阴、太阳水也，金生水，水流下行而不能上，故在下部也。足厥阴、少阳④木也，生手太阳、少阴⑤火，火炎上行而不能下，故为上部。手心主、少阳⑥火，生足太阴、阳明⑦土，土主中宫，故在中部也。此皆五行母子更相生养者也。

脉有三部九候，各何主之？

---

① 强：《脉经》作"弦"。
② 三部、四经：三部，寸、关、尺。四经，两手寸、关、尺各候一脏一腑。
③ 为上下部：右寸候肺、大肠为上，左尺候肾、膀胱为下。
④ 足厥阴、少阳：足厥阴属肝，少阳属胆，皆诊于左关。
⑤ 太阳、少阴：手太阳属小肠，手少阴属心，皆诊于左寸。
⑥ 手心主、少阳：手心主，即手厥阴心包络，手少阳属三焦，皆诊于右尺。
⑦ 足太阴、阳明：足太阴属脾，足阳明属胃，皆诊于右关。

然：三部者，寸、关、尺也。九候者，浮、中、沉也。上部法天，主胸以上至头之有疾也；中部法人，主膈以下至脐之有疾也；下部法地，主脐以下至足之有疾也。审而刺之者也。

人病有沉滞久积聚，可切脉而知之耶？

然：诊在右胁有积气<sup>①</sup>，得肺脉结，脉结甚则积甚，结微则气微。

诊不得肺脉，而右胁有积气，何也？

然：肺脉虽不见，右手脉当沉伏<sup>②</sup>。

其外痼疾<sup>③</sup>同法耶？将异也？

然：结者，脉来去时一止，无常数，名曰结也。伏者，脉行筋下也。浮者，脉在肉上行也。左右表里，法皆如此。假令脉结伏者，内无积聚；脉浮结者，外无痼疾；有积聚脉不结伏，有痼疾脉不浮结，为脉不应病，病不应脉，是为死病<sup>④</sup>也。

# 第十九难　男女脉象之别

十九难曰：《经》言脉有逆顺，男女有恒，而反者，何谓也？

然：男子生于寅，寅为木，阳也。女子生于申，申为金，阴也。故男脉在关上，女脉在关下，是以男子尺脉恒弱，女子尺脉恒盛，是其常也。反者，男得女脉，女得男脉也。

其为病何如？

然：男得女脉为不足，病在内；左得之病在右，右得之病在左，随脉言之也。女得男脉为太过，病在四肢；左得之病在左，右得之病在右，随脉言之，此之谓也。

---

① 积气：积聚之气。
② 沉伏：积聚之脉。
③ 外痼疾：肌肉、筋骨间久留不去之病为痼疾，因为不在脏腑，故曰外。
④ 死病：病脉不相应，为真气已漓、血脉不相联属之象，故云死病。

## 第二十难　阴阳伏匿之脉

二十难曰：《经》言脉有伏匿①。伏匿于何脏而言伏匿邪？

然：谓阴阳更相乘、更相伏也。脉居阴部而反阳脉见者，为阳乘阴也，虽阳脉②时沉涩而短，此谓阳中伏阴也；脉居阳部而反阴脉见者，为阴乘阳也，虽阴脉时浮滑而长，此谓阴中伏阳也。

重阳者狂，重阴者癫。脱阳者见鬼③，脱阴者目盲④。

## 第二十一难　形病、脉病与预后

二十一难曰：《经》言人形病，脉不病，曰生；脉病，形不病，曰死，何谓也？

然：人形病，脉不病，非有不病者也⑤，谓息数不应脉数也。此大法。

## 第二十二难　是动与所生病

二十二难曰：《经》言脉有是动，有所生病。一脉变为二病者，何也？

然：《经》言是动者，气也；所生病者，血也。邪在气，气为是动；邪在血，血

---

① 伏匿：脉象不见于本位，反在其他部位出现。
② 虽阳脉、虽阴脉：原作"脉虽"，据《千金翼方》改。
③ 脱阳者见鬼：脱阳者阴旺，鬼为阴类，故见鬼。
④ 脱阴者目盲：肝窍于目，肝藏血，血属阴，目受血而能视，今阴脱，是以目盲。
⑤ 非有不病者也：《难经汇注笺正》："'非有不病者也'以下十七字，义不可通，此必传写有误，显然易知。"

为所生病。气主呴之,血主濡之。气留而不行者,为气先病也;血壅而不濡者,为血后病也。故先为是动,后所生病也。

# 第二十三难　脉度、经脉流注和络脉

二十三难曰:手足三阴三阳,脉之度数,可晓以不?

然:手三阳之脉,从手至头,长五尺,五六合三丈。手三阴之脉,从手至胸中,长三尺五寸,三六一丈八尺,五六三尺,合二丈一尺。足三阳之脉,从足至头,长八尺,六八四丈八尺。足三阴之脉,从足至胸,长六尺五寸,六六三丈六尺,五六三尺,合三丈九尺。人两足蹻脉,从足至目,长七尺五寸,二七一丈四尺,二五一尺,合一丈五尺。督脉、任脉,各长四尺五寸,二四八尺,二五一尺,合九尺。凡脉长十六丈二尺,此所谓经脉长短之数也。

经脉十二,络脉十五,何始何穷也?

然:经脉者,行血气,通阴阳,以荣于身者也。其始从中焦,注手太阴、阳明;阳明注足阳明、太阴;太阴注手少阴、太阳;太阳注足太阳、少阴;少阴注手心主、少阳;少阳注足少阳、厥阴。厥阴复还注手太阴。

别络十五,皆因其原①,如环无端,转相灌溉,朝于寸口、人迎,以处百病,而决死生也。

《经》云:明知终始,阴阳定矣。何谓也?

然:终始者,脉之纪也。寸口、人迎,阴阳之气通于朝使,如环无端,故曰始也。终者,三阴三阳之脉绝,绝则死。死各有形,故曰终也。

---

① 皆因其原:因者,随也。原者,始也。

# 第二十四难　阴经阳经气绝证状和预后

二十四难曰：手足三阴三阳气已绝，何以为候①? 可知其吉凶不?

然：足少阴气绝，即骨枯。少阴者，冬脉也，伏行而濡于骨髓。故骨髓不濡，即肉不着骨；骨肉不相亲，即肉濡而却②；肉濡而却②，故齿长③而枯，发无润泽；无润泽者，骨先死。戊日笃，己日死。

足太阴气绝，而脉不营其口唇。口唇者，肌肉之本也。脉不营，则肌肉不滑泽；肌肉不滑泽，则肉④满⑤；肉满，则唇反⑥；唇反，则肉先死。甲日笃，乙日死。

足厥阴气绝，即筋缩引卵⑦与舌卷。厥阴者，肝脉也。肝者，筋之合也。筋者，聚于阴器而络于舌本。故脉不营，则筋缩急；筋缩急，即引卵与舌；故舌卷卵缩，此筋先死，庚日笃，辛日死。

手太阴气绝，则皮毛焦。太阴者，肺也。行气温于皮毛者也。气弗营，则皮毛焦；皮毛焦，则津液去；津液去，即皮节伤，皮节伤则皮枯毛折⑧；毛折者，则毛先死。丙日笃，丁日死。

手少阴气绝，则脉不通；脉不通，则血不流；血不流，则色泽去；故面色黑如黧⑨，此血先死。壬日笃，癸日死。

三阴气俱绝者，则目眩转、目瞑；目瞑者，为失志；失志者，则志先死。死，即目瞑也。

---

① 候：征象、验证之意。

② 濡而却：濡，滞之意；却，退缩。

③ 齿长：牙龈萎缩显得齿长，非真正的牙齿生长。

④ 肉：《灵枢·经脉》云："脉不荣则肌肉软，肌肉软则舌萎、人中满，人中满则唇反，唇反者则肉先死。甲笃乙死，木胜土也。"

⑤ 满：浮肿。

⑥ 反：通"翻"。唇反，指上唇向上翻。

⑦ 卵：睾丸。

⑧ 折：萎缩。

⑨ 黧：黑黄色。

六阳气俱绝者,则阴与阳相离,阴阳相离,则腠理泄,绝汗乃出,大如贯珠①,转出不流,即气先死。且占夕死,夕占旦死。

# 第二十五难　十二经脉

二十五难曰:有十二经,五脏六腑十一耳,其一经者,何等经也?

然:一经者,手少阴与心主②别脉也,心主与三焦为表里,俱有名而无形,故言经有十二也。

# 第二十六难　十五络脉

二十六难曰:经有十二,络有十五,余三络者,是何等络也?

然:有阳络,有阴络,有脾之大络。阳络者,阳跷之络也。阴络者,阴跷之络也。故络有十五③焉。

# 第二十七难　奇经八脉含义

二十七难曰:脉有奇经八脉者,不拘十二经,何也?

然:有阳维,有阴维,有阳跷,有阴跷,有冲,有督,有任,有带之脉。凡此八脉者,皆不拘于经,故曰奇经八脉也。

经有十二,络有十五,凡二十七气,相随上下,何独不拘于经也?

---

① 贯珠:连贯的珠子,比喻汗珠连续不断。

② 心主:心主者,即心包,有脂膜以卫心,所以不称为脏者,因为心主代心行事,本无所藏。三焦无形,但心包有形。

③ 络有十五:即十二正经各有一络,加上脾之大络、阴跷之络、阳跷之络即十五络。但《灵枢·经脉》十二经之别与督、任之别,及脾之大络,共十五络,皆有穴名及病候、治法。二者不同,宜区别之。

然：圣人图设沟渠，通利水道，以备不然，天雨降下，沟渠溢满，当此之时，雾霈妄行，圣人不能复图也，此络脉①满溢，诸经不能复拘也。

# 第二十八难　奇经八脉循行

二十八难曰：其奇经②八脉者，既不拘于十二经，皆何起、何继③也？

然：督脉者，起于下极之俞④，并于脊里，上至风府，入属于脑⑤。

任脉者，起于中极之下⑥，以上毛际，循腹里，上关元，至喉咽。

冲脉者，起于气冲⑦，并足阳明之经⑧，夹脐上行，至胸中而散也。

带脉者，起于季胁⑨，回身一周。

阳跷脉者，起于跟中，循外踝⑩上行，入风池。

阴跷脉者，亦起于跟中，循内踝⑪上行，至咽喉，交贯冲脉。

阳维、阴维者，维络于身，溢畜不能环流灌溉诸经者也⑫。故阳维起于诸阳会⑬

---

① 此络脉：指奇经八脉而言。

② 奇经：奇，读如奇偶之奇，因无十二经之手足配偶。另外一解：脉有奇常，十二经为常脉，而奇经八脉不拘于十二经，故曰奇经。奇，对正而言。此八脉不系正经阴阳，无表里配合，别道奇行，故曰奇经。

③ 继：《脉经》卷二第四作"系"。孙鼎宜曰："'继'，疑当作'上'。"

④ 下极之俞：即长强穴。

⑤ 脑：《针灸甲乙经》"脑"下有"上巅循额，至鼻柱，阳脉之海也"十二字。

⑥ 中极之下：即会阴穴。

⑦ 气冲：足阳明经穴位，耻骨联合上缘旁开2寸。

⑧ 并足阳明之经：《素问·骨空论》作"少阴之经"。

⑨ 季胁：足厥阴经之章门穴。

⑩ 外踝：即申脉穴。

⑪ 内踝：即照海穴。

⑫ 溢畜不能环流灌溉诸经者也：《难经汇注笺正》认为此十二字为衍文，《难经本义》认为此"十二字，当在'十二经亦不能拘之'，之下"。畜，同蓄，积蓄之意。

⑬ 阳维起于诸阳会：因为阳维起于足太阳之金门穴，以足少阳之阳交穴为郄，与手、足太阳及跷脉会于臑俞，与手、足少阳会于天髎及肩井，与足少阳会于阳白，上本神、临泣、正营、脑空，下至足少阳之风池，最后与督脉会于风府、哑门。

也,阴维起于诸阴交①也。

比于圣人图设沟渠,沟渠满溢,流于深湖,故圣人不能拘通也。而人脉隆盛,入于八脉,而不环周②,故十二经亦不能拘之。其受邪气,畜③则肿热,砭射④之也。

# 第二十九难　奇经八脉证病

二十九难曰:奇经之为病何如?

然:阳维维于阳,阴维维于阴,阴阳不能自相维,则怅然失志,溶溶⑤不能自收持。阳维为病苦寒热,阴维为病苦心痛。

阴跷为病,阳缓而阴急⑥;阴跷为病,阴缓而阳急⑦。

冲之为病,逆气而里急。

督之为病,脊强而厥。

任之为病,其内苦结⑧,男子为七疝⑨,女子为瘕聚⑩。

带之为病,腹满,腰溶溶若坐水中。此奇经八脉之为病也。

---

①　阴维起于诸阴交:因为阴维脉起于足太阴之公孙穴,以足少阴筑宾穴为郄,与足太阴会于腹哀、大横,又与足太阴、厥阴会于府舍、期门,最后与任脉会于天突、廉泉。

②　不还周:气血之运行不再回到十二经脉。

③　畜:同蓄,贮存、积蓄之意,此处指气血瘀积、瘀滞的病理机制。

④　砭射:针刺放血法。

⑤　溶溶:浮荡的样子。

⑥　阳缓而阴急:阳脉弛缓,阴脉拘挛。

⑦　阴缓而阳急:阴脉弛缓,阳脉拘挛。

⑧　结:凝聚之病状。

⑨　七疝:其中疝气,一厥、二盘、三寒、四癥、五附、六脉、七气。

⑩　瘕聚:气血凝聚之病,腹部脐下有硬块,推之可移,痛无定处。

# 第三十难　营卫生成与循行

三十难曰：荣气之行，常与卫气相随不？

然：《经》言人受气于谷，谷入于胃，乃传与五脏六腑，五脏六腑皆受于气。其清者为荣，浊者为卫；荣行脉中，卫行脉外，营周不休，五十而复大会。阴阳相贯，如环之无端，故知荣卫相随也。

# 第三十一难　三焦部位和功能

三十一难曰：三焦者，何禀何生①？何始何终？其治②常在何许？可晓以不？

然：三焦者，水谷之道路，气之所终始也。上焦者，在心下，下鬲，在胃上口，主内③而不出；其治在膻中，玉堂下一寸六分，直两乳间陷者是。中焦者，在胃中脘，不上不下，主腐熟水谷；其治在脐傍④。下焦者，当膀胱上口，主分别清浊，主出而不主内，以传导也；其治在脐下一寸⑤。故名曰三焦，其府⑥在气街。

# 第三十二难　心 肺 部 位

三十二难曰：五脏俱等，而心肺独在鬲上者，何也？

---

① 生：《八十一难经集解》郭注："按'生'字误，当作'主'。'生'、'主'形近致误。下文上焦'主内而不出'、下焦'主出而不主内'是可证。"

② 治：所在之处。

③ 内：同纳，纳水谷之气。

④ 脐傍：天枢。

⑤ 脐下一寸：阴交。

⑥ 府：藏聚之意。

然：心者血，肺者气。血为荣，气为卫；相随上下①，谓之荣卫。通行经络，营周于外②，故令心肺在鬲上也。

# 第三十三难　肝肺色象浮沉

三十三难曰：肝青象木，肺白象金，肝得水而沉，木得水而浮；肺得水而浮，金得水而沉，其意何也？

然：肝者，非为纯木也，乙角也，庚之柔。大言阴与阳，小言夫与妇。释其微阳，而吸其微阴之气，其意乐金，又行阴道多③，故令肝得水而沉也。

肺者，非为纯金也，辛商也，丙之柔。大言阴与阳，小言夫与妇。释其微阴，婚而就火，其意乐火，又行阳道多④，故令肺得水而浮也。

肺熟而复沉，肝熟而复浮⑤者，何也？

故知辛当归庚，乙当归甲也。

# 第三十四难　五脏和声色臭味的配属及与五脏七神

三十四难曰：五脏各有声、色、臭、味、液⑥，皆可晓知以不？

然：《十变》言，肝色青，其臭臊，其味酸，其声呼，其液泣；心色赤，其臭焦，其味苦，其声言⑦，其液汗；脾色黄，其臭香，其味甘，其声歌，其液涎；肺色白，其臭腥，其味辛，其声哭，其液涕；肾色黑，其臭腐，其味咸，其声呻，其液唾。是五

---

① 上下：运行上下，一日一夜运行于身五十周。
② 营周于外：运行于脏腑之外。
③ 行阴道多：肝属足厥阴经，位于鬲下，故行阴道多。
④ 行阳道多：肺属手太阴经，位于鬲上，故行阳道多。
⑤ 肺熟而复沉，肝熟而复浮：肺主肃降，肺气热，则清气下坠。肝主疏泄，肝气热，则相火上升。
⑥ 液：原无，据《难经本义》补。
⑦ 言：《素问·阴阳应象大论》作"笑"。

脏声、色、臭、味①也。

五脏有七神②,各何所藏耶?

然:脏者,人之神气所舍藏也,故肝藏魂,肺藏魄,心藏神,脾藏意与智,肾藏精与志也。

# 第三十五难 六 腑

三十五难曰:五脏各有所腑皆相近,而心肺独去大肠、小肠远者,何也?

然:《经》言心荣、肺卫,通行阳气,故居在上;大肠、小肠,传阴气而下,故居在下,所以相去而远也。

又诸腑者,皆阳也,清净之处。今大肠、小肠、胃与膀胱,皆受不净,其意何也?

然:诸腑者,谓是,非也。《经》言小肠者,受盛之腑也;大肠者,使泻行道之腑也;胆者,清净之腑也;胃者,水谷之腑也;膀胱者,津液之腑也。一腑犹无两名,故知非也。小肠者,心之腑;大肠者,肺之腑;胆者,肝之腑;胃者,脾之腑;膀胱者,肾之腑。

小肠谓赤肠,大肠谓白肠,胆者谓青肠,胃者谓黄肠,膀胱者谓黑肠,下焦所治③也。

① 味:味字下当有液字。

② 七神:脾肾兼有两神。

③ 下焦所治:以五行、五脏之色,以分别五腑,皆名为肠,则俱受秽浊,以明不净之故。《灵枢·营卫生会》曰:"水谷者,常并居于胃中,成糟粕而俱下于大肠,而成下焦,渗而俱下,济泌别汁,循下焦而渗入膀胱焉。"故五腑皆下焦之气所治。

# 第三十六难　肾　与　命　门

三十六难曰：脏各有一耳，肾独有两者，何也？

然：肾两者，非皆肾也。其左者为肾，右者为命门。命门者，诸神精之所舍①，原气之所系也；男子以藏精，女子以系胞②。故知肾有一也。

# 第三十七难　五脏与九窍

三十七难曰：五脏之气，于何发③起，通④于何许，可晓以不？

然：五脏者，当上关⑤于九窍也。故肺气通于鼻，鼻和则知香臭矣；肝气通于目，目和则知黑白矣；脾气通于口，口和则知谷味矣；心气通于舌，舌和则知五味矣；肾气通于耳，耳和则知五音矣。

五脏不和，则九窍不通；六腑不和，则留结为痈。

邪在六腑，则阳脉不和；阳脉不和，则气留之；气留之，则阳脉盛矣。邪在五脏，则阴脉不和；阴脉不和，则血留之；血留之，则阴脉⑥盛矣；阴气太盛，则阳气不得相营也，故曰格⑦。阳气太盛，则阴气不得相营也，故曰关。阴阳俱盛，不得相营也，故曰关格⑧。关格者，不得尽其命而死矣。

《经》言气独行于五脏，不营于六腑者，何也？

---

① 舍：藏也。

② 男子以藏精，女子以系胞：男子于脐下而藏精，受五脏六腑之精而藏之。女子于脐下而系胞，是得精而能孕化。精、胞也可指男女生殖器官，如睾丸、附睾、精囊、子宫、卵巢输卵管等。

③ 发：起始、来源。

④ 通：输注、灌注、传输。

⑤ 关：《灵枢·脉度》作"阅"，义胜。

⑥ 阳脉、阴脉：《灵枢·脉度》作"阳气""阴气"。

⑦ 格、关：据《素问·六节藏象论》《灵枢·脉度》《终始》《禁服》，均二字互倒。

⑧ 关格：关者，闭绝之义。格者，捍拒之义。

然：夫气之所行也，如水之流，不得息也。故阴脉营于五脏，阳脉营于六腑，如环无端，莫知其纪，终而复始，其不覆溢；人气内温于脏腑，外濡于腠理。

# 第三十八难 五脏六腑

三十八难曰：脏唯有五，腑独有六者，何也？

然：所以腑有六者，谓三焦也。有原气之别①焉，主持诸气，有名而无形②，其经属手少阳，此外腑③也，故言腑有六焉。

# 第三十九难 五腑六脏

三十九难曰：《经》言腑有五，脏有六者，何也？

然：六腑者，正④有五腑也。五脏亦有六脏者，谓肾有两脏也。其左为肾，右为命门。命门者，精神之所舍也；男子以藏精，女子以系胞，其气与肾通。故言脏有六也。

腑有五者，何也？

然：五脏各一腑，三焦亦是一腑，然不属于五脏，故言腑有五焉。

# 第四十难 耳闻鼻臭

四十难曰：《经》言，肝主色，心主臭，脾主味，肺主声，肾主液。鼻

---

① 别：六十六难作"别使"。
② 名而无形：三焦为原气之别使，根于命门，导引诸气之运行，潜行默运于一身之中，从无间断。三焦之形质可考而气化难见，故曰有名而无形。
③ 外腑：言三焦于诸脏腑之外另设。《灵枢·本输》云："三焦者，中渎之腑也，水道出焉，属膀胱，是孤之腑也。"以其不附于脏，故曰孤腑，即外腑之义。
④ 正：《八十一难经集解》注"按丁锦本'正'作'止'。"止，只、仅之意。

者,肺之候,而反知香臭;耳者,肾之候,而反闻声。其意何也?

然:肺者,西方金也,金生于巳;巳者,南方火,火者心,心主臭,故令鼻知香臭。肾者,北方水也,水生于申;申者,西方金,金者肺,肺主声,故令耳闻声①。

## 第四十一难　肝 有 两 叶

四十一难曰:肝独有两叶,以何应也?

然:肝者,东方木也。木者,春也。万物始生,其尚幼小,意无所亲,去太阴尚近,离太阳不远②,犹有两心,故有两叶,亦应木叶也。

## 第四十二难　脏 腑 解 剖

四十二难曰:人肠胃长短,受水谷多少,各几何?

然:胃大一尺五寸,径五寸,长二尺六寸,横屈受水谷三斗五升,其中常留谷二斗,水一斗五升。小肠大二寸半,径八分分之少半,长三丈二尺,受谷二斗四升,水六升三合合之大半。回肠大四寸,径一寸半,长二丈一尺,受谷一斗,水七升半。广肠③大八寸,径二寸半,长二尺八寸,受谷九升三合八分合之一。故肠胃凡长五丈八尺四寸,合受水谷八斗七升六合八分合之一。此肠胃长短,受水谷之数也。

肝重四斤四两,左三叶右四叶,凡七叶,主藏魂。心重十二两,中有七孔三

---

① 耳闻声:肾开窍于耳,声为肺所主,肾之脉上肺,故令耳闻声。越人此说,盖以五行相生之理而言,金能生水。

② 去太阴尚近,离太阳不远:肾水太阴,为肝之母;心火太阳,为肝之子。肝为阴中之阳,居肾之上,心之下,故云尚近、不远。

③ 广肠:直肠。

毛,盛精汁①三合,主藏神。脾重二斤三两,扁广三寸,长五寸,有散膏②半斤,主裹血③,温五脏,主藏意。肺重三斤三两,六叶两耳,凡八叶,主藏魄。肾有两枚,重一斤一两,主藏志。

胆在肝之短叶间,重三两三铢,盛精汁④三合。胃重二斤二两,纡曲屈伸长二尺六寸,大一尺五寸,径五寸,盛谷二斗,水一斗五升。小肠重二斤十四两,长三丈二尺,广二寸半,径八分分之少半,左回叠积十六曲,盛谷二斗四升,水六升三合合之大半。大肠重二斤十二两,长两丈一尺,广四寸,径一寸,当齐右回⑤十六曲,盛谷一斗,水七升半。膀胱重九两二铢,纵广九寸,盛溺九升九合。

口广二寸半,唇至齿长九分,齿以后至会厌,深三寸半,大容五合。舌重十两,长七寸,广二寸半。咽门重十两,广二寸半,至胃长一尺六寸。喉咙重十二两,广二寸,长一尺二寸,九节。肛门重十二两,大八寸,径二寸大半,长二尺八寸,受谷九升二合八分合之一。

## 第四十三难　人不食饮,七日而死

四十三难曰:人不食饮,七日而死者,何也?

然:人胃中常有留谷二斗,水一斗五升,故平人日再至圊⑥,一行二升半,日中五升,七日五七三斗五升,而水谷尽矣。故平人不食饮七日而死者,水谷津液俱尽,即死矣。

---

① 精汁:此处指精血。
② 散膏:津液之不凝者。
③ 裹血:统之使不散,即脾主统血。
④ 精汁:此处指胆汁。
⑤ 右回:明本"右回"后有"叠积"二字,以前文例,当补。
⑥ 圊:厕所。

# 第四十四难　七 冲 门

四十四难曰：七冲门何也？

然：唇为飞门①，齿为户门，会厌为吸门，胃为贲门，太仓下口为幽门，大肠小肠会为阑门②，下极为魄门③，故曰七冲门也。

# 第四十五难　八 会 穴

四十五难曰：《经》言八会者，何也？

然：腑会太仓④，脏会季胁⑤，筋会阳陵泉，髓会绝骨⑥，血会鬲俞⑦，骨会大杼，脉会太渊，气会三焦外一筋直两乳内也。热病在内者，取其会之气穴也。

# 第四十六难　老 少 与 睡 眠

四十六难曰：老人卧而不寐，少壮寐而不寤者，何也？

然：《经》言少壮者，血气盛，肌肉滑⑧，气道通，荣卫之行，不失于常，故昼

① 飞门："飞"通"扉"，即门扇，指嘴唇像门扇一样可以自由开合。
② 阑门："阑"通"拦"。《难经汇注笺证》："阑门之阑，固取遮阑之义。"
③ 魄门：即肛门。肛门连大肠，大肠与肺为表里，肺主魄，故肛门曰魄门。《素问·五脏别论》云："魄门亦为五脏使，水谷不得久藏。"
④ 太仓：中脘。
⑤ 季胁：章门。
⑥ 绝骨：悬钟。
⑦ 鬲俞：即今之膈俞。
⑧ 滑：润泽。

日精①，夜不寐也。老人血气衰，肌肉不滑，荣卫之道涩②，故昼日不能精，夜不能寐也。故知老人不得寐也。

# 第四十七难　面部耐寒

四十七难曰：人面独能耐寒者，何也？

然：人头者，诸阳③之会也。诸阴脉皆至颈、胸中而还，独诸阳脉皆上至头耳，故令面耐寒也。

# 第四十八难　三虚三实

四十八难曰：人有三虚三实，何谓也？

然：有脉之虚实，有病之虚实，有诊④之虚实也。脉之虚实者，濡者为虚，紧牢者为实。病之虚实者，出⑤者为虚，入⑥者为实；言⑦者为虚，不言⑧者为实；缓⑨者为虚，急⑩者为实。诊之虚实者，濡者为虚，牢者为实；痒⑪者为虚，痛⑫者为实；外痛内快⑬，为外实内虚；内痛外快⑭，为内实外虚。故曰虚实也。

---

① 精：精敏不倦。
② 涩：不润泽。
③ 诸阳：六阳经。
④ 诊：证候。
⑤ 出：谓精气外耗如汗、吐、泻之类，内伤为多。
⑥ 入：谓邪气内结如感受六淫之邪，多为外感。
⑦ 言：多言也，病气内乏，神气自清，故能言。
⑧ 不言：不能言也，邪气外攻，昏乱神智，故不能言。
⑨ 缓：发病慢，正气虚而邪气微，则病逐渐加深。
⑩ 急：发病急骤，正气未衰而邪气盛，则发病迅速。
⑪ 痒：气血不足，无以濡养。
⑫ 痛：气血运行阻滞，经络痹阻不通。
⑬ 外痛内快，为外实内虚：邪盛在外、正气内虚，为表实里虚之证。
⑭ 内痛外快，为内实外虚：邪盛在内、正虚在外，为里实表虚之证。

# 第四十九难　正经自病与五邪所伤

四十九难曰：有正经自病，有五邪所伤，何以别之？

然：忧愁思虑则伤心；形寒饮冷则伤肺；恚怒气逆，上而不下则伤肝；饮食劳倦则伤脾；久坐湿地，强力入水则伤肾。是正经之自病也。

何谓五邪？

然：有中风，有伤暑，有饮食劳倦，有伤寒，有中湿。此之谓五邪。

假令心病，何以知中风得之？

然：其色当赤。

何以言之？

肝主色，自入为青，入心为赤，入脾为黄，入肺为白，入肾为黑。肝为心邪①，故知当赤色。其病身热，胁下满痛。其脉浮大而弦。

何以知伤暑得之？

然：当恶臭②。何以言之？心主臭，自入为焦臭，入脾为香臭，入肝为臊臭，入肾为腐臭，入肺为腥臭。故知心病伤暑得之，当恶臭，其病身热而烦，心痛③。其脉浮大而散。

何以知饮食劳倦得之？

然：当喜苦味也。虚为不欲食，实为欲食。

何以言之？

脾主味，入肝为酸，入心为苦，入肺为辛，入肾为咸，自入为甘。故知脾邪入心，为喜苦味也。其病身热而体重嗜卧，四肢不收④。其脉浮大而缓。

何以知伤寒得之？

---

① 肝为心邪：肝主风，此处指风邪入于心。
② 臭：《八十一难经集解》引孙鼎宜注："臭，当作焦，字误。"
③ 心痛：邪在心即痛。
④ 四肢不收：脾主肌肉，故脾病而现四肢乏力、弛纵不收。

然：当谵言妄语。何以言之？肺主声，入肝为呼，入心为言，入脾为歌，入肾为呻，自入为哭，故知肺邪入心，为谵言妄语也。其病身热，洒洒恶寒①，甚则喘咳。其脉浮大而涩。

何以知中湿得之？

然：当喜汗出不可止。

何以言之？

肾主湿，入肝为泣，入心为汗，入脾为涎，入肺为涕，自入为唾。故知肾邪入心②，为汗出不可止也。其病身热而小腹痛，足胫寒而逆。其脉沉濡而大。此五邪之法③也。

# 第五十难　五邪传变

五十难曰：病有虚邪，有实邪，有贼邪，有微邪，有正邪，何以别之？

然：从后来者为虚邪④，从前来者为实邪⑤，从所不胜来者为贼邪⑥，从所胜来者为微邪⑦，自病为正邪⑧。

---

①　洒洒恶寒：肺恶寒，伤于寒则恶寒。

②　肾邪入心：肾主湿，肾邪入心即湿邪入心。

③　此五邪之法：此篇越人讲授阴阳、脏腑、经络之偏虚、偏实的情况，偏实者由内邪而生，偏虚者由外邪而入所致。

④　从后来者为虚邪：根据五行生克推断。后，为生我者。邪挟生气而来，则邪虽侵入但易祛除，故为虚邪。如心属火，其病邪从肝木而来，木生火，则木位居火之后，为生我者，故心病之邪从肝而来，易于治疗。

⑤　从前来者为实邪：前，为我生者。受我之气者，其力方盛，其势正甚，故为实邪。如心属火，其病邪从脾土而来，火生土，则土位居火之前，是受我之气者，故心病之邪从脾而来发病则症状表现较重。

⑥　从所不胜来者为贼邪：所不胜，为克我者。脏气本已相制，而邪气挟其力而来，正虚更甚，故为贼邪。心属火，其病邪从肾水而来，水本来就克火，心受克而不能胜，心脏之气本已受肾所制，故心病之邪从肾而来发病则症状表现较重，因为心脏之气本已弱病更显病邪之盛。

⑦　从所胜者为微邪：所胜，为我所克者。脏气已受制于我，则邪气不能深入，发病必轻微，故为微邪。心属火，其邪从肺金而来，火本来就克金，金受克而火能胜金，故心病之邪从肺而来发病则较轻微。

⑧　自病为正邪：即本经自病。如心脏本身感邪而发之病，非从其他脏腑传来。

何以言之?

假令心病,中风得之为虚邪,伤暑得之为正邪,饮食劳倦得之为实邪,伤寒得之为微邪,中湿得之为贼邪。

## 第五十一难　脏腑发病,喜恶有异

五十一难曰:病有欲得温者,有欲得寒者,有欲得见人者,有不欲得见人者,而各不同,病在何脏腑也?

然:病欲得寒,而欲见人者,病在腑也;病欲得温,而不欲见人者,病在脏也。

何以言之?

腑者,阳也,阳病欲得寒,又欲见人;脏者,阴也,阴病欲得温,又欲闭户独处,恶闻人声。故以别知脏腑之病也。

## 第五十二难　脏腑发病,根本不等

五十二难曰:脏腑发病,根本等不①?

然:不等也?

其不等奈何?

然:脏病者,止而不移,其病不离其处;腑病者,仿佛②贲响,上下行流,居处无常。故以此知脏腑根本不同也。

① 脏腑发病,根本等不:此指有形质之病,如癥瘕积聚之类,故曰根本。

② 仿佛:无形质。

## 第五十三难　疾病传变和预后

五十三难曰：《经》言七传①者死,间脏②者生,何谓也?

然:七传者,传其所胜也。间脏者,传其子也。

**何以言之?**

假令心病传肺,肺传肝,肝传脾,脾传肾,肾传心,一脏不再伤,故言七传者死也。假令心病传脾,脾传肺,肺传肾,肾传肝,肝传心,是母子相传,竟而复始,如环无端,故曰生也。

## 第五十四难　脏病难治,腑病易治

五十四难曰:脏病难治,腑病易治,何谓也?

然:脏病所以难治者,传其所胜也;腑病易治者,传其子也。与七传、间脏同法也。

## 第五十五难　积　　聚

五十五难曰:病有积、有聚,何以别之?

然:积者,阴气也;聚者,阳气也。故阴沉而伏,阳浮而动。气之所积名曰积,气之所聚名曰聚。故积者,五脏所生;聚者,六腑所成也。积者,阴气也,其始发有常处,其病不离其部,上下有所终始,左右有所穷处;聚者,阳气也,其始

---

① 七传:《难经集注》吕广注曰:"七,当为次字之误也,此下有间字,即知'七'当为次。"按照相克之顺序传病。如肝病传脾。

② 间脏:按照相生之脏传病,如肝病传心。

发无根本，上下无所留止，其痛无常处，谓之聚。故以是别知积聚也。

# 第五十六难　五脏之积

五十六难曰：五脏之积，各有名乎？以何月、何日得之？

然：肝之积气名曰肥气①，在左胁下，如覆杯②，有头足③，久不愈，令人发咳逆④、痎疟⑤，连岁不已，以季夏戊己日得之。

何以言之？

肺病专于肝，肝当传脾，脾夏适王⑥，王者不受邪，肝复欲还肺，肺不肯受，故留结为积，故知肥气以季夏戊己日得之。

心之积，名曰伏梁⑦，起脐上，大如臂，上至心下，久不愈，令人病烦心，以秋庚辛日得之。何以言之？肾病传心，心当传肺，肺以秋适王，王者不受邪，心复欲还肾，肾不肯受，故留结为积，故知伏梁以秋庚辛日得之。

脾之积，名曰痞气⑧，在胃脘，覆大如盘，久不愈，令人四肢不收，发黄疸，饮食不为肌肤，以冬壬癸日得之。何以言之？肝病传脾，脾当传肾，肾以冬适王，王者不受邪，脾复欲还肝，肝不肯受，故留结为积，故知痞气以冬壬癸日得之。

肺之积，名曰息贲⑨，在右胁下，覆大如杯，久不已，令人洒淅寒热，喘咳发肺壅，以春甲乙日得之。何以言之？心病传肺，肺当传肝，肝以春适王，王者不受邪，肺复欲还心，心不肯受，故留结为积，故知息贲以春甲乙日得之。

---

① 肥气：病名，其气肥盛。

② 覆杯：积块形状底部大末端小。

③ 头足：积块形状向外发叉生长，似有头有足。

④ 咳逆：木火刑金，肝气犯肺之症状。

⑤ 痎疟：肝病症状，间日而发为痎，连日发为疟，现在疟疾已经很少发病。

⑥ 脾夏适王：脾当时之旺令。

⑦ 伏梁：病名，形状如横亘屋梁，伏而不动。

⑧ 痞气：病名，胃脘部痞塞不通之状。

⑨ 息贲：病名，气息奔迫之状。

肾之积,名曰贲豚①,发于少腹,上至心下,若豚状②,或上或下无时,久不已,令人喘逆,骨痿,少气,以夏丙丁日得之。

何以言之?

脾病传肾,肾当传心,心以夏适王,王者不受邪,肾复欲还脾,脾不肯受,故留结为积,故知贲豚以夏丙丁日得之。此五积之要法也。

## 第五十七难　五　　泄

五十七难曰:泄凡有几,皆有名不?

然:泄凡有五,其名不同。有胃泄,有脾泄,有大肠泄,有小肠泄,有大瘕泄③,名曰后重④。

胃泄者,饮食不化,色黄。

脾泄者,腹胀满,泄注,食即呕吐逆。

大肠泄者,食已窘迫⑤,大便色白,肠鸣切痛。

小肠泄者,溲而便脓血⑥,少腹痛。

大瘕泄者,里急后重,数至圊而不能便,茎中痛⑦。此五泄之要法也。

## 第五十八难　伤　　寒

五十八难:伤寒有几? 其脉有变⑧否?

①　贲豚:病名,如豚奔突之状。
②　若豚状:形容躁动的症状。
③　有小肠泄,有大瘕泄:此非泄泻,为痢疾。
④　后重:肾开窍于二阴,肾邪下结,中气下坠不升故,表现为肛门下坠感、便意频频。
⑤　食已窘迫:脾气虚不能摄,肾气虚不能固,故食后即迫泻于下,窘迫不能稍耐。
⑥　溲而便脓血:溲,小便。便,大便。每遇小便,则大便脓血亦随之而下,因气不相摄而直达于下,前后阴相连属,故小便下而大便随之失禁。
⑦　茎中痛:白云阁本《难经会通》作"腹中痛"。
⑧　变:变化。滑伯仁认为:"变"当为"辨",辨别。

然：伤寒有五：有中风，有伤寒，有湿温，有热病，有温病，其所苦各不同。中风之脉，阳浮而滑，阴濡而弱。湿温之脉，阳浮而弱，阴小而急。伤寒之脉，阴阳俱盛而紧涩。热病之脉，阴阳俱浮，浮之而滑，沉之散涩。温病之脉，行在诸经，不知何经之动也，各随其经所在而取之。

伤寒有汗出而愈，下之而死者；有汗出而死，下之而愈者，何也？

然：阳虚阴盛，汗出而愈，下之即死；阳盛阴虚，汗出而死，下之而愈。

寒热之病，候之如何也？

然：皮寒热者，皮不可近席，毛发焦，鼻槁，不得汗；肌寒热者，皮肤寒，唇舌槁，无汗；骨寒热者，病无所安，汗注不休，齿本槁痛。

# 第五十九难　狂病和癫病

五十九难曰：狂癫之病，何以别之？

然：狂疾之始发，少卧而不饥，自高贤也，自辨智也，自倨贵也①，妄笑，好歌乐，妄行不休是也。癫疾始发，意不乐，僵仆，直视。其脉三部阴阳俱盛②是也。

# 第六十难　厥痛、真痛

六十难曰：头心之病，有厥痛③，有真痛④，何谓也？

然：手三阳之脉，受风寒，伏留而不去者，则名厥头痛；入连在脑者，名真头痛。其五脏气相干，名厥心痛；其痛甚，但在心，手足青⑤者，即名真心痛。其

① 自高贤也，自辨智也，自倨贵也：三者皆为狂之状态，因为狂属阳，阳性动散而常有余。
② 脉三部阴阳俱盛：狂则三部阳脉皆盛，癫则三部阴脉皆盛。
③ 厥痛：厥，逆也，厥痛即气逆而痛，分厥头痛、厥心痛。
④ 真痛：分真头痛、真心痛。
⑤ 青：《灵枢·厥病》篇作"清"。清，通清，冷也。

真头①、心痛②者,旦发夕死,夕发旦死。

# 第六十一难　望 闻 问 切

六十一难曰:《经》言望而知之谓之神③,闻而知之谓之大圣④,问而知之谓之工⑤,切脉而知之谓之巧⑥,何谓也?

然:望而知之者,望见其五色以知其病。闻而知之者,闻其五音以别其病。问而知之者,问其所欲五味,以知其病所起所在也。切脉而知之者,诊其寸口,视其虚实,以知其病,病在何脏腑也。《经》言以外知之⑦曰圣,以内知之⑧曰神,此之谓也。

# 第六十二难　脏 腑 井 荥 原

六十二难曰:脏井荥有五⑨,腑独有六⑩者,何谓也?

然:腑者阳也,三焦行于诸阳,故置一腧,名曰原,所以腑有六者,亦与三焦共一气⑪也。

---

① 头:原无。据《难经本义》"真字下当欠一头字,盖阙文也"补。
② 真头、心痛:相当于今之脑血管意外、心绞痛等急性病。
③ 神:圣而不可知之。
④ 圣:艺技之极精者。
⑤ 工:专精。
⑥ 巧:技能高超。
⑦ 以外知之:望闻辨病。
⑧ 以内知之:问切辨病。
⑨ 五:井、荥、输、经、合。
⑩ 六:井、荥、输、原、经、合。
⑪ 共一气:元气亦行于诸阳经。

## 第六十三难　井穴为始

六十三难曰：《十变》言，五脏六腑荣合，皆以井为始者，何也？

然：井然，东方春也，万物之始生，诸蚑行喘息，蜎飞蠕动，当生之物，莫不以春生，故岁数始于春，日数始于甲，故以井为始也。

## 第六十四难　五输穴五行配属

六十四难曰：《十变》又言，阴井木，阳井金；阴荥火，阳荥水；阴俞土，阳俞木；阴经金，阳经火；阴合水，阳合土。阴阳皆不同，其意何也？

然：是刚柔之事也。阴井乙木，阳井庚金。阳井庚，庚者，乙之刚也。阴井乙，乙者，庚之柔也。乙为木，故言阴井木也。庚为金，故言阳井金也。余皆仿此。

## 第六十五难　井出合入

六十五难曰：《经》言所出为井，所入为合，其法奈何？

然：所出为井，井者，东方春也，万物之始生，故言所出为井。所入为合，合者，北方冬也，阳气入藏，故言所入为合也。

# 第六十六难　原　穴

六十六难曰:《经》言肺之原出于太渊,心①之原出于大陵,肝之原出于太冲,脾之原出于太白,肾之原出于太溪,少阴之原出于兑骨②,胆之原出于丘墟,胃之原出于冲阳,三焦之原出于阳池,膀胱之原出于京骨,大肠之原出于合谷,小肠之原出于腕骨。十二经皆以输为原者何也?

然:五脏腧者,三焦之所行,气之所留止③也。

三焦所行之腧为原者,何也?

然:脐下肾间动气者,人之生命也,十二经之根本也,故名曰原。三焦者,原气之别使④也,主通行三气⑤,经历于五脏六腑。原者,三焦之尊号⑥也,故所止辄为原,五脏六腑之有病者,皆取其原也。

# 第六十七难　五 脏 俞 募

六十七难曰:五脏募⑦皆在阴⑧,而俞⑨在阳⑩者,何谓也?

---

① 心:宜为心包。
② 兑骨:神门。
③ 三焦之所行,气之所留止:皆营卫流行于十二经中,营卫出于三焦,营卫所留止之处即为三焦所留止之处。
④ 别使:原气分行于诸经。
⑤ 三气:上、中、下三焦之气。
⑥ 原者,三焦之尊号:分言之则曰三焦,从其本言之则曰原。
⑦ 募:募穴,脏腑之气结聚于胸腹部之处。
⑧ 阴:胸腹部。
⑨ 俞:俞穴,脏腑之气输注于背腰部之处。
⑩ 阳:背腰部。

然：阴病行阳，阳病行阴①，故令募在阴，俞在阳。

# 第六十八难　五　输　穴

第六十八难曰：五脏六腑，皆有井、荥、输、经、合，皆何所主？

然：《经》言所出为井，所流为荥，所注为输，所行为经，所入为合。井主心下满，荥主身热，输主体重节痛，经主喘咳寒热，合主逆气而泄。此五脏六腑井、荥、输、经、合所主病也。

# 第六十九难　补　母　泻　子

六十九难曰：《经》言虚者补之，实者泻之，不虚不实，以经取之，何谓也？

然：虚者补其母，实者泻其子②。当先补之，然后泻之③。不虚不实，以经取之者，是正经自生病，不中他邪也，当自取其经④，故言以经取之。

<hr>

① 阴病行阳，阳病行阴：因为人体之阴阳经络，气相交贯；而脏腑腹背，气相通应，所以脏病可以取背腰部的俞穴，腑病可以取胸腹部的募穴治疗，此即《素问·阴阳应象大论》所言："从阳引阴，从阴引阳。"

② 虚者补其母，实者泻其子：此为选穴方法，按五输穴五行属性以生我者为母，我生者为子的原则进行选穴，虚证选用母穴，实证选用子穴。这就是当今所称的补母泻子法，如肺属金，虚则取太渊土，实则取尺泽水，此为本经补母泻子法；肺虚取母经脾经土经的母穴太白土穴，肺实取子经肾经水经的子穴阴谷水穴，此为异经补母泻子法。余仿此。

③ 当先补之，然后泻之：《难经本义·缺误总类》曰："八字疑衍。"滑寿注曰："先补后泻，即后篇阳气不足，阴气有余，当先补其阳而后泻其阴之意。然于此，义不通，非缺误即衍文也。"

④ 自取其经：在本经取适当穴位针刺，不必用补母泻子之法取穴。

# 第七十难　刺分四时

七十难曰：春夏刺浅①，秋冬刺深者，何谓也？

然：春夏者，阳气在上，人气亦在上，故当浅取之。秋冬者，阳气在下，人气亦在下，故当深取之。

春夏各②致③一阴，秋冬各致一阳者，何谓也？

然：春夏温，必致一阴者，初下针，深而④沉之至肾肝之部，得气，引持之阴也。秋冬寒，必致一阳者，初内针，浅而浮之至心肺之部，得气，推内之阳也。是谓春夏必致一阴，秋冬必致一阳。

# 第七十一难　针刺深浅

七十一难曰：《经》言刺荣无伤卫⑤，刺卫无伤荣⑥，何谓也？

然：针阳者，卧针⑦而刺之；刺阴者，先以左手摄按⑧所针荣腧之处，候⑨气散乃内针⑩。是谓刺荣无伤卫，刺卫无伤荣也。

---

① 春夏刺浅：《难经集注》作"经言春夏刺浅"。

② 各：《古本难经阐注》《难经章句》《难经会通》等诸本均为"必"。下句同。

③ 致：以针取。

④ 深而：据下文"浅而浮之"补。

⑤ 无伤卫：《太平圣惠方》卷九十九作"无伤于卫"。无通"毋"，即不要、禁止之意。

⑥ 刺荣无伤卫，刺卫无伤荣：营主血在内，卫主气在外，营卫有病，针刺时各中其所，刺营宜深，刺卫宜浅，不得针刺过深过浅。即《素问·刺齐论》所云："刺骨无伤筋，刺筋无伤肉，刺肉无伤脉，刺脉无伤皮，刺皮无伤肉，刺肉无伤筋，刺筋无伤骨"之义。

⑦ 卧针：使针身卧倒，即平刺，针体与皮肤呈 15°～25°角进针。

⑧ 摄按：《太平圣惠方》卷九十九"摄"作"捻按"。七十八难"摄"作"厌"，同有持之义。

⑨ 候：据《太平圣惠方》补。

⑩ 内针：内同纳，进针。

## 第七十二难　调气之方，必在阴阳

七十二难曰：《经》言能知迎随①之气，可令调之，调气之方，必在阴阳，何谓也？

然：所谓迎随者，知荣卫之流行，经脉之往来也，随其逆顺而取之，故曰迎随②。调气之方，必在阴阳者，知其内外表里，随其阴阳而调之。故曰：调气之方，必在③阴阳④。

## 第七十三难　刺井泻荥

七十三难：诸井者，肌肉浅薄，气少不足使⑤也。刺之奈何？

然：诸井者，木也；荥者，火也。火者，木之子。当刺井者，以荥泻之⑥。故《经》言补者不可以为泻，泻者不可以为补。此之谓也。

## 第七十四难　四时五藏针法

七十四难曰：《经》言春刺井，夏刺荥，季夏刺输，秋刺经，冬刺合者，何谓也？

然：春刺井者，邪在肝；夏刺荥者，邪在心；季夏刺输者，邪在脾；秋刺经

① 迎随：此处指经脉气血的运行有逆有顺，互相衔接，周而复始，如环无端。
② 迎随：此处指迎随补泻法，顺经脉方向而刺为随为补，逆经脉方向而刺为迎为泻。
③ 在：诊察、辨别、辨证。
④ 阴阳：总结为今之八钢，即阴阳、表里、寒热、虚实。
⑤ 不足使：针刺补泻不好操作。
⑥ 当刺井者，以荥泻之：根据子母补泻法，当泻井穴时，因其肌肉浅薄，不便操作，可以其子穴荥穴代之。如当补井穴，则以合穴代之。即"泻井当泻荥，补井当补合。"

者,邪在肺;冬刺合者,邪在肾。

其肝、心、脾、肺、肾而系于春、夏、秋、冬得,何也?

然:五脏一病,辄有五也。假令肝病:色青者,肝也;臊臭者,肝也;喜酸者,肝也;喜呼者,肝也;喜泣者,肝也。其病众多,不可尽言也。四时有数,而并系于春、夏、秋、冬者也。针之要妙,在于秋毫者①也。

## 第七十五难　泻南补北法

七十五难曰:《经》言东方实,西方虚,泻南方,补北方②,何谓也?

然:金、木、水、火、土,当更相平③。东方木也,西方金也④。木欲实,金当平之;火欲实,水当平之;土欲实,木当平之;金欲实,火当平之;水欲实,土当平之。东方肝也,则知肝实;西方肺也,则知肺虚。泻南方火,补北方水⑤。南方火,火者,木之子也;北方水,水者,木之母也。水胜火,子能令母实,母能令子虚,故泻火补水,欲令金不得平木⑥也。《经》曰:不能治其虚,何问其余?此之谓也。

---

①　针之要妙,在于秋毫者也:春、夏、季夏、秋、冬与肝、心、脾、肺、肾相应,也与井、荥、输、经、合相应,故四时有病,则脏气亦与之相应,脏之色、臭、味音、液也有相应的表现,应综合诊察;而针刺亦应从时,针刺时应掌握井荥输经合的正确选穴和深浅。秋毫:针刺的重要性,不可有误差。

②　东方实,西方虚,泻南方,补北方:此即"泻南补北法"。东方实,西方虚,即肝木实、肺金虚,是一种"木实侮金、木火刑金"的反克表现。补北肾、泻南心即是益水肾制火心,即补肾水泻心火。火心为木肝之子,泻心火能抑木,可夺母之实,又能减少其克肺之力。水肾为金肺之子,益肾水可以制心火,使火不刑金,又能济金以资肺母之虚,使金肺实得以制木肝。即取心经的荥穴火少府施泻法,肾经的合穴水阴谷施补法,治疗肝实肺虚证。此是"虚者补其母,实者泻其子"另一个方面的应用。

③　更相平:木克土,土克水,水克火,循环相制,保持一种动态的生理平衡,不令一脏独盛而生病。

④　西方金也:《太素·经脉之一》杨注引《八十一难》,无。

⑤　泻南方火,补北方水:《太素》杨注引《太平圣惠方》卷九十九无"火"、"水"两字。

⑥　金不得平木:《难经本义》认为"不"字疑衍,并注云:"东方实,西方虚,泻南方,补北方者,木、火、土、金、水欲更相平也……泻南方火者,夺子之气,使食母之有余;补北方水者,益子之气,使不食于母也。如此则过者退,而抑者进,金得平其木,而东西二方,无复偏盛亏之患矣。"

# 第七十六难　补泻方法

七十六难曰：何谓补泻？当补之时，何所取气；当泻之时，何所置气？

然：当补之时，从卫取气；当泻之时，从荣置气①。其阳气不足，阴气有余，当先补其阳，而后泻其阴；阴气不足，阳气有余，当先补其阴，而后泻其阳。荣卫通行，此其要也。

# 第七十七难　上工与中工，治法不同

七十七难曰：《经》言上工治未病，中工治已病者，何谓也？

然：所谓治未病者，见肝之病，则知肝当传之与脾，故先实其脾气，无②令得③受肝之邪，故曰治未病焉。中工者，见肝之病，不晓相传，但一心治肝，故曰治已病也。

# 第七十八难　押手作用与提插补泻

七十八难曰：针有补泻，何谓也？

然：补泻之法，非必呼吸出内针也。知为针④者，信其左⑤；不知为针者，

① 当补之时，从卫取气；当泻之时，从荣置气：即营卫补泻法，也可称为"浅深补泻法""分层补泻法"，可参考七十一难理解。明代的杨继洲、李梴均有阐发。

② 无：通"毋"，不，不要。

③ 得：《类说》卷三十七引《难经》作"脾"。

④ 知为针：此上原有"然"字，据《难经本义》及文义体例删。

⑤ 信其左：强调押手的重要性。用左手弹、爪、按压等手法施于穴位以宣导气行，利于右手顺利进针。左手在进针前要激发脉气，进针后要寻按经脉，调整气机。

信其右。当刺之时，先以左手厌①按所针荥腧②之处，弹而努之，爪而下之③，其气之来，如动脉之状，顺针而刺之。得气，因推而内之，是谓补；动而伸之，是谓泻④。不得气，乃与男外女内；不得气，是为十死，不治也。

# 第七十九难　补母泻子法

七十九难曰：《经》言迎而夺之，安得无虚？随而济之，安得无实⑤？虚之与实，若得若失⑥；实之与虚，若有若无。何谓也？

然：迎而夺之者，泻其子也；随而济之者，补其母也。假令心病，泻手心主输，是谓迎而夺之者也；补手心主井，是谓随而济之者也。所谓实之与虚者，牢濡之意也。气来实牢者为得，濡虚者为失。故曰若得若失也。

# 第八十难　内针与出针

八十难曰：《经》言有见如入，有见如出者，何谓也？

然：所谓有见如入者，谓左手见气来至乃内针，针入见气尽乃出针，是谓有见如入，有见如出⑦也。

---

① 厌：疑为压，即压的手法。

② 荥腧：泛指一切腧穴。

③ 弹而努之，爪而下之：弹，弹击皮肤、肌肉之手法；努，读若怒，鼓舞正气。爪，掐之手法；下，使气血下沉、入里。目的为促进气血奔来至并扩散，利于进针。

④ 推而内之，是谓补；动而伸之，是谓泻：即提插补泻。在进针得气的基础上，将针推进下插为补法，动伸上提为泻法。通过"推而内之"的操作，使在表的阳气深入体内；通过"动而伸之"的操作，使深部之邪气，向外排泄。《灵枢·官能》补法为"微旋而徐推之，必端以正，安以静，坚心无解，欲微以留，气下而疾出之，推其皮，盖其外门，真气乃存"，泻法为"切而转之，其气乃行，疾而徐出，邪气乃出，伸而迎之，遥大其穴，气出乃疾"，可互参。

⑤ 迎而夺之，安得无虚？随而济之，安得无实：此处迎而随为"子母补泻法"。

⑥ 若得若失：得，求而有所获，得到。失，遗失、失去。

⑦ 有见如出：引滑伯仁注：如，读若而。《孟子》书：望道而未之见。而，读若如。盖通用也。

# 第八十一难　补泻反之害

八十一难曰：《经》言无①实实虚虚②，损不足而益有余，是寸口脉耶？将病自有虚实耶？其损益奈何？

然：是病，非谓寸口脉也。谓病自有虚实也。假令肝实而肺虚，肝者木也，肺者金也，金木当更相平，当知金平木。假令肺实而肝虚，微少气，用针不补③其肝，而反重实其肺，故曰实实虚虚，损不足而益有余，此者中④工之所害也。

---

① 无：通"毋"，不要，禁止。
② 实实虚虚：使实证更实，使虚证更虚，即治则、治法相反。为误治。
③ 补：原作"泻"，据《古本难经阐注》改。
④ 中：疑为"下"。

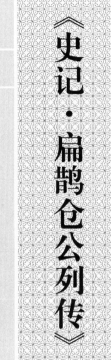

# 《史记·扁鹊仓公列传》

原著　司马迁

# 校注说明

淳于意（公元前 215～150 年）为西汉初年齐派医学的杰出代表人物，古临淄人，为今山东省淄博市临淄区（淄博市东北）。因其做过齐国的太仓长，故被尊称为"太仓公"或"仓公"。《史记·扁鹊仓公列传》为扁鹊和淳于意的传记，将二人相提并论，显示了淳于意在中国医学史上的重要地位。东汉末年，张仲景在《伤寒杂病论》的序中充分肯定了淳于意的医学地位，即"上古有神农、黄帝、岐伯、伯高、雷公、少俞、少师、仲文，中世有长桑、扁鹊，汉有公乘阳庆及仓公，下此以往，未之闻也。"《史记·扁鹊仓公列传》记载了淳于意的"诊籍"25 则，是我国医学史上现存最早、体例较为完备的医案，每个医案均记载有姓氏、年龄、性别、地址（或籍贯）、职业、病状、病名、诊断、病因、脉象、治疗、疗效以及预后等，被视为后世医案之滥觞。

《史记》是世界史学巨著，文学杰作，又是我国的第一部纪传体通史。作者司马迁，字子长，西汉左冯翊夏阳（今陕西韩城县）人，约生于汉景帝中元五年（公元前 145 年）。《史记》的版本颇多，史文与注文亦各有不同，此次采用《百衲本二十四史》本为底本，以北京中华书局的标点本为校本，将《史记·扁鹊仓公列传》的内容节录如下。

本次校注的具体原则：

1. 全文采用简体横排，并加以现代标点符号。

2. 凡底本中异体字、俗写字、古字，均径改不出校。

3. 凡底本与校本互异，若显系底本有误、脱、衍、倒者，则据他校本或本书前后文例、文义改之、补之、删之，并出校注明。若怀疑底本有误、脱、衍、倒者，则不改动原文，只出校注明疑误理由。若底本因纸残致脱文字者，凡能据字形轮廓或医理可以大体判定出某字者，则补其字，或在注文中注明应补某字。凡底本无误，校本有误者，一律不出校。

4. 底本引录他书文献，虽有删节或缩写，但不失原意，不改。

5. 对难字、僻字、异读字,采用汉语拼音加直音的方法加以注音,并释字义;对费解的专用名词或术语加以注释;对通假字予以指明,并解释其假借义。

# 《史记·扁鹊仓公列传》

　　扁鹊者,勃海郡郑人也,姓秦氏,名越人①。少时为人舍长,舍客长桑君过,扁鹊独奇之,常谨遇之,长桑君亦知扁鹊非常人也。出入十余年,乃呼扁鹊私坐,间②与语曰:"我有禁方,年老,欲传与公,公毋泄。"扁鹊曰:"敬诺。"乃出其怀中药予扁鹊:"饮是以上池之水③,三十日当知物矣。"乃悉取其禁方书尽与扁鹊。忽然不见,殆非人也。扁鹊以其言饮药三十日,视见垣一方人④。以此视病,尽见五藏症结,特以诊脉为名耳。为医或在齐⑤,或在赵⑥,在赵者名扁鹊。

　　当晋昭公时,诸大夫强而公族弱,赵简子为大夫,专国事。简子疾,五日不知人,大夫皆惧,于是召扁鹊。扁鹊入视病,出,董安于问扁鹊,扁鹊曰:"血脉治也,而何怪。昔秦穆公尝如此,七日而寤。寤之日,告公孙支与子舆曰:'我之帝所甚乐。吾所以久者,适有所学也。帝告我:"晋国且大乱,五世不安。其后将霸,未老而死。霸者之子且令而国男女无别。"'公孙支书而藏之,秦策于是出。夫献公之乱,文公之霸,而襄公败秦师于殽而归纵淫,此子之所闻。今主君之病与之同,不出三日必间,间必有言也。"

　　居二日半,简子寤,语诸大夫曰:"我之帝所甚乐,与百神游于钧天,广乐九奏万舞,不类三代之乐,其声动心。有一熊欲援我,帝命我射之,中熊,熊死。有罴来,我又射之,中罴,罴死。帝甚喜,赐我二笥,皆有副。吾见儿在帝侧,帝属我一翟犬,曰:'及而子之壮也以赐之。'帝告我:'晋国且世衰,七世而亡⑦。

---

①　姓秦氏,名越人:《黄帝八十一难序》云:"秦越人与轩辕时扁鹊相类,仍号之为扁鹊。又家于卢国,因命之曰卢医也。"

②　间:音"闲"(xián)。

③　上池之水:水未至地,承取露及竹木上水,取之以和药,旧说服之三十日,当见鬼物。

④　视见垣一方人:方,边。能隔墙见人,眼通神。

⑤　齐:古之卢,今之济南市长清。

⑥　赵:古之河北。

⑦　七世而亡:晋定公、出公、哀公、幽公、烈公、孝公、静公为七世,静公二年,为三晋所灭。

嬴①姓将大败周人于范魁之西，而亦不能有也。'"董安于受言，书而藏之。以扁鹊言告简子，简子赐扁鹊田四万亩。

其后扁鹊过虢②。虢太子死，扁鹊至虢宫门下，问中庶子③喜方者曰："太子何病，国中治穰过于众事？"中庶子曰："太子病血气不时，交错而不得泄，暴发于外，则为中害。精神不能止邪气，邪气畜积④而不得泄，是以阳缓而阴急，故暴蹶⑤而死。"扁鹊曰："其死何如时？"曰："鸡鸣至今。"曰："收⑥乎？"曰："未也，其死未能半日也。""言臣齐勃海秦越人也，家在于郑，未尝得望精光侍谒于前也。闻太子不幸而死，臣能生之。"中庶子曰："先生得无诞之乎？何以言太子可生也。臣闻上古之时，医有俞跗，治病不以汤液醴洒，镵石⑦挢引⑧，案抚⑨毒熨⑩，一拨见病之应，因五藏之输，乃割皮解肌，诀脉结筋，搦髓脑，揲荒⑪爪幕⑫，湔浣肠胃，漱涤五藏，练精易形。先生之方能若是，则太子可生也。不能若是而欲生之，曾不可以告咳婴之儿。"终日，扁鹊仰天叹曰："夫子之为方也，若以管窥天，以郄视文。越人之为方也，不待切脉、望色、听声、写形，言病之所在。闻病之阳，论得其阴；闻病之阴，论得其阳。病应见于大表，不出千里，决者至众，不可曲止也。子以吾言为不诚，试入诊太子，当闻其耳鸣而鼻张，循其两股以至于阴，当尚温也。"

中庶子闻扁鹊言，目眩然而不瞚，舌挢然而不下，乃以扁鹊言入报虢君。虢君闻之大惊，出见扁鹊于中阙，曰："窃闻高义之日久矣，然未尝得拜谒于前也。先生过小国，幸而举之，偏国寡臣幸甚。有先生则活，无先生则弃捐填沟

① 嬴：嬴，赵氏本姓也。周人谓卫也。晋亡之后，赵成侯三年，伐卫，取乡邑七十三。
② 虢：陕州城，古虢国。陕州河北县东北下阳故城，古虢，为晋献公灭。又洛州氾水县古东虢国。不知扁鹊所过的是哪个虢。
③ 中庶子：古官号。
④ 畜积：畜通蓄，积蓄为瘀积。
⑤ 蹶：音"厥"（jué）。《释名》云："蹶，气从下蹶起上行，外及心胁也。"
⑥ 收：棺敛，放于棺材内。
⑦ 镵石：石针。
⑧ 挢引：按摩之法，夭挢引身，如熊顾鸟伸。
⑨ 案抚：按摩之法。
⑩ 毒熨：患处以药物温熨。
⑪ 揲荒：揲音"舌"（shé）。荒，膏肓。
⑫ 爪幕：以爪决其阑幕。

壑，长终而不得反。"言末卒，因嘘唏服臆，魂精泄横，流涕长潜，忽忽承睫<sup>①</sup>，悲不能自止，容貌变更。扁鹊曰："若太子病，所谓'尸蹶'者也。夫以阳入阴中，动胃缠缘，中经维络，别下于三焦、膀胱，是以阳脉下遂，阴脉上争，会气闭而不通，阴上而阳内行，下内鼓而不起，上外绝而不为使，上有绝阳之络，下有破阴之纽，破阴绝阳，（之）色（已）废脉乱，故形静如死状。太子未死也。夫以阳入阴支兰藏者生，以阴入阳支兰藏者死。凡此数事，皆五藏蹷中之时暴作也。良工取之，拙者疑殆。"

扁鹊乃使弟子子阳厉铖砥石，以取外三阳五会。有间，太子苏。乃使子豹为五分之熨<sup>②</sup>，以八减之齐<sup>③</sup>和煮之，以更熨两胁下。太子起坐。更适阴阳，但服汤二旬而复故。故天下尽以扁鹊为能生死人。扁鹊曰："越人非能生死人也，此自当生者，越人能使之起耳。"

扁鹊过齐，齐桓侯客之。入朝见，曰："君有疾在腠理，不治将深。"桓侯曰："寡人无疾。"扁鹊出，桓侯谓左右曰："医之好利也，欲以不疾者为功。"后五日，扁鹊复见，曰："君有疾在血脉，不治恐深。"桓侯曰："寡人无疾。"扁鹊出，桓侯不悦。后五日，扁鹊复见，曰："君有疾在肠胃间，不治将深。"桓侯不应。扁鹊出，桓侯不悦。后五日，扁鹊复见，望见桓侯而退走。桓侯使人问其故。扁鹊曰："疾之居腠理也，汤熨之所及也；在血脉，针石之所及也；其在肠胃，酒醪之所及也；其在骨髓，虽司命无奈之何。今在骨髓，臣是以无请也。"后五日，桓侯体病，使人召扁鹊，扁鹊已逃去。桓侯遂死。

使圣人预知微，能使良医得早从事，则疾可已，身可活也。人之所病，病疾多；而医之所病，病道少。故病有六不治：骄恣不论于理，一不治也。轻身重财，二不治也。衣食不能适，三不治也。阴阳并，藏气不定，四不治也。形羸不能服药，五不治也。信巫不信医，六不治也。有此一者，则重难治也。

扁鹊名闻天下。过邯郸，闻贵妇人，即为带下医。过雒阳，闻周人爱老人，即为耳目痹医。来入咸阳，闻秦人爱小儿，即为小儿医。随俗为变。秦太医令李醯自知伎不如扁鹊也，使人刺杀之。至今天下言脉者，由扁鹊也。

---

① 承睫：泪恒垂以承于睫。
② 五分之熨：熨之令温暖之气入五分也。
③ 八减之齐：药之齐和所减有八。

太仓公者，齐太仓长，临菑人也，姓淳于氏，名意①。少而喜医方术。高后八年，更受师同郡元里公乘阳庆。庆年七十余，无子，使意尽去其故方，更悉以禁方予之，传黄帝、扁鹊之脉书，五色诊病，知人死生，决嫌疑，定可治，及药论，甚精。受之三年，为人治病，决死生多验。然左右行游诸侯，不以家为家，或不为人治病，病家多怨之者。

文帝四年中，人上书言意，以刑罪当传西之长安。意有五女，随而泣。意怒，骂曰："生子不生男，缓急无可使也。"于是少女缇萦伤父之言，乃随父西。上书曰："妾父为吏，齐中称其廉平，今坐法当刑。妾切痛死者不可复生，而刑者不可复续，虽欲改过自新，其道莫由，终不可得。妾愿入身为官婢，以赎父刑罪，使得改行自新也。"书闻，上悲其意，此岁中亦除肉刑法②。

意居家，诏召问所为治病死生验者几何人也，主名为谁。

诏问故太仓长臣意："方伎所长，及所能治病者？有其书无有？皆安受学？受学几何岁？尝有所验，何县里人也？何病？医药已，其病之状皆何如？具悉而对。"

臣意对曰：自意少时，喜医药，医药方试之多不验者。至高后八年，得见师临菑元里公乘阳庆。庆年七十余，意得见事之。谓意曰："尽去而方书，非是也。庆有古先道遗传黄帝、扁鹊之脉书，五色诊病，知人生死，决嫌疑，定可治，及药论书，甚精。我家给富，心爱公，欲尽以我禁方书悉教公。"臣意即曰："幸甚，非意之所敢望也。"臣意即避席再拜谒，受其脉书上下经、五色诊、奇咳术、揆度阴阳外变、药论、石神、接阴阳禁书，受读解验之，可一年所。明岁即验之，有验，然尚未精也。要事之三年所，即尝已为人治，诊病决死生，有验，精良。今庆已死十年所，臣意年尽三年，年三十九岁也。

齐侍御史成自言病头痛，臣意诊其脉，告曰："君之病恶，不可言也。"即出，独告成弟昌曰："此病疽也，内发于肠胃之间，后五日当臃肿，后八日呕脓死。"

---

① 淳于氏，名意：因做过齐太仓长，故称"仓公"，张仲景在《伤寒杂病论·序》中充分肯定了淳于意的医学地位："上古有神农、黄帝、岐伯、伯高、雷公、少俞、少师、仲文，中世有长桑、扁鹊，汉有公乘阳庆及仓公，下此以往，未之闻也。"

② 除肉刑法：班固诗曰："三王德弥薄，惟后用肉刑。太仓令有罪，就递长安城。自恨身无子，困急独茕茕。小女痛父言，死者不可生。上书诣阙下，思古歌《鸡鸣》。忧心摧折裂，晨风扬激声。圣汉孝文帝，恻然感至情。百男何愦愦，不如一缇萦。"

成之病得之饮酒且内。成即如期死。所以知成之病者,臣意切其脉,得肝气。肝气浊而静,此内关之病也。脉法曰"脉长而弦①,不得代四时②者,其病主在于肝。和即经主病也,代则络脉有过"。经主病和者,其病得之筋髓里。其代绝而脉贲者,病得之酒且内。所以知其后五日而臃肿,八日呕脓死者,切其脉时,少阳初代。代者经病,病去过人,人则去。络脉主病,当其时,少阳初关一分,故中热而脓未发也;及五分,则至少阳之界;及八日,则呕脓死,故上二分而脓发,至界而臃肿,尽泄而死。热上则熏阳明,烂流络,流络动则脉结发,脉结发则烂解,故络交。热气已上行,至头而动,故头痛。

齐王中子诸婴儿小子病,召臣意诊切其脉,告曰:"气鬲病。病使人烦懑,食不下,时呕沫。病得之(少)心忧,数忔③食饮。"臣意即为之作下气汤以饮之,一日气下,二日能食,三日即病愈。所以知小子之病者,诊其脉,心气也,浊躁而经也,此络阳病也。脉法曰"脉来数疾去难而不一者,病主在心"。周身热,脉盛者,为重阳。重阳者,逿④心主。故烦懑食不下则络脉有过,络脉有过则血上出,血上出者死。此悲心所生也,病得之忧也。

齐郎中令循病,众医皆以为蹙,入中而刺之。臣意诊之,曰:"涌疝也,令人不得前后溲⑤。"循曰:"不得前后溲三日矣。"臣意饮以火齐汤,一饮得前[后]溲,再饮大溲,三饮而疾愈。病得之内。所以知循病者,切其脉时,右口气急,脉无五藏气;右口脉大而数。数者中下热而涌,左为下,右为上,皆无五藏应,故曰涌疝。中热,故溺赤也。

齐中御府长信病,臣意入诊其脉,告曰:"热病气也。然暑汗,脉少衰,不死。"曰:"此病得之当浴流水而寒甚,已则热。"信曰:"唯,然!往冬时,为王使于楚,至莒县⑥阳周水,而莒桥梁颇坏,信则揽车辕未欲渡也,马惊,即堕,信身入水中,几死,吏即来救信,出之水中,衣尽濡,有间而身寒,已热如火,至今不

---

① 脉长而弦:王叔和《脉经》云:"脉长而弦,病于肝也。"
② 不得代四时:王叔和《脉经》云:"来数而中止,不能自还,因而复动者,名曰代。代者死。"《素问·藏气法时论》曰:"病在肝,愈于夏,夏不愈,甚于秋,秋不死,持于冬,起于春。禁当风。"
③ 忔:风痹忔然不得动。
④ 逿:徐广曰:"逿音唐。逿者,荡也。谓病荡心者,犹刺其心。"
⑤ 前后溲:前溲,谓小便;后溲,谓大便。
⑥ 莒县:密州县。

可以见寒。"臣意即为之液汤火齐逐热，一饮汗尽，再饮热去，三饮病已。即使服药，出入二十日，身无病者。所以知信之病者，切其脉时，并阴。脉法曰"热病阴阳交者死"。切之不交，并阴。并阴者，脉顺清而愈，其热虽未尽，犹活也。肾气有时间浊，在太阴脉口而希，是水气也。肾固主水，故以此知之。失治一时，即转为寒热。

齐王太后病，召臣意入诊脉，曰："风瘅客脬①，难于大小溲，溺赤。"臣意饮以火齐汤，一饮即前后溲，再饮病已，溺如故。病得之流汗出滫。滫者，去衣而汗晞也。所以知齐王太后病者，臣意诊其脉，切其太阴之口，湿然风气也。脉法曰"沈之而大坚②，浮之而大紧者，病主在肾"。肾切之而相反也，脉大而躁。大者，膀胱气也；躁者，中有热而溺赤。

齐章武里曹山跗病③，臣意诊其脉，曰："肺消瘅也，加以寒热。"即告其人曰："死，不治。适其共养，此不当医治。"法曰"后三日而当狂，妄起行，欲走；后五日死"。即如期死。山跗病得之盛怒而以接内。所以知山跗之病者，臣意切其脉，肺气热也。脉法曰"不平④不鼓，形弊"。此五藏高之远数以经病也，故切之时不平而代。不平者，血不居其处。代者，时参击并至，乍躁乍大也。此两络脉绝，故死不治。所以加寒热者，言其人尸夺。尸夺者，形弊。形弊者，不当关灸镵石及饮毒药也。臣意未往诊时，齐太医先诊山跗病，灸其足少阳脉口，而饮之半夏丸，病者即泄注，腹中虚；又灸其少阴脉，是坏肝刚绝深，如是重损病者气，以故加寒热。所以后三日而当狂者，肝一络连属结绝乳下阳明⑤，故络绝，开阳明脉，阳明脉伤，即当狂走⑥。后五日死者，肝与心相去五分，故曰五日尽，尽即死矣。

齐中尉潘满如病少腹痛，臣意诊其脉，曰："遗积瘕也。"臣意即谓齐太仆臣

---

① 风瘅客脬：瘅，病也，音亶。脬音普交反，字或作"胞"。脬亦作"脬"，膀胱。即风瘅之病客于膀胱。

② 大坚：王叔和《脉经》云："脉大而坚，病出于肾也。"

③ 曹山跗病：本案为肺热，前医误治，灸其足少阳脉口，又灸其少阴脉，灸而助其火热，终令患者死亡。虽未记载"中脏"的有形之弊，然无形之损亦能致死。

④ 平：王叔和《脉经》云："平谓春肝木王，其脉细而长；夏心火王，其脉洪大而散；六月脾土王，其脉大阿而缓；秋肺金王，其脉浮濇而短；冬肾水王，其脉沈而滑，名平脉也。"

⑤ 乳下阳明：足阳明脉循行于乳下。

⑥ 阳明脉伤，即当狂走：足阳明脉病，见欲上高而歌，弃衣而走，狂。

饶、内史臣繇曰："中尉不复自止于内，则三十日死。"后二十余日，溲血死。病得之酒且内。所以知潘满如病者，臣意切其脉深小弱，其卒然合，合也，是脾气也。右脉口气至紧小，见瘕气也。以次相乘，故三十日死。三阴俱抟者，如法；不俱抟者，决在急期；一抟一代者，近也。故其三阴抟，溲血如前止。

阳虚侯相赵章病，召臣意。众医皆以为寒中，臣意诊其脉曰："迥风①。"迥风者，饮食下嗌而辄出不留。法曰"五日死"，而后十日乃死。病得之酒。所以知赵章之病者，臣意切其脉，脉来滑，是内风气也。饮食下嗌而辄出不留者，法五日死，皆为前分界法。后十日乃死，所以过期者，其人嗜粥，故中藏实，中藏实故过期。师言曰"安谷者过期，不安谷者不及期"。

济北王病，召臣意诊其脉，曰："风蹶胸满。"即为药酒，尽三石，病已。得之汗出伏地。所以知济北王病者，臣意切其脉时，风气也，心脉浊。病法"过入其阳，阳气尽而阴气入"。阴气入张，则寒气上而热气下，故胸满。汗出伏地者，切其脉，气阴。阴气者，病必入中，出及灪水②也。

齐北宫司空命妇③出于④病，众医皆以为风入中，病主在肺，刺其足少阳脉。臣意诊其脉，曰："病气疝，客于膀胱，难于前后溲，而溺赤。病见寒气则遗溺，使人腹肿。"出于病得之欲溺不得，因以接内。所以知出于病者，切其脉大而实，其来难，是蹶阴之动也。脉来难者，疝气之客于膀胱也。腹之所以肿者，言蹶阴之络结小腹也。蹶阴有过则脉结动，动则腹肿。臣意即灸其足蹶阴之脉⑤，左右各一所，即不遗溺而溲清，小腹痛止。即更为火齐汤以饮之，三日而疝气散，即愈。

故济北王阿母自言足热而懑，臣意告曰："热蹶也。"则刺其足心各三所⑥，案⑦之无出血，病旋已。病得之饮酒大醉⑧。

———————

① 迥风：迥音"洞"。言洞彻入四支。下云"饮食下嗌辄出之"，是风疾洞彻五藏，故曰迥风。
② 灪水：手足液，身体液。
③ 命妇：女奴。
④ 出于：人名。
⑤ 灸其足蹶阴之脉：灸大敦。
⑥ 刺其足心各三所：指足心部位的三处阿是穴，极有可能包含足少阴肾经的井穴涌泉。《百症赋》云："厥寒厥热涌泉清。"
⑦ 案：通"按"。
⑧ 病得之饮酒大醉：本案病因为饮酒大醉，郁结生热，故而出现足心热、全身烦闷等热厥的症状。

济北王召臣意诊脉诸女子侍者，至女子竖，竖无病。臣意告永巷长曰："竖伤脾，不可劳，法当春呕血死。"臣意言王曰："才人女子竖何能？"王曰："是好为方，多伎能，为所是案法新，往年市之民所，四百七十万，曹偶①四人。"王曰："得毋有病乎？"臣意对曰："竖病重，在死法中。"王召视之，其颜色不变，以为不然，不卖诸侯所。至春，竖奉剑从王之厕，王去，竖后，王令人召之，即仆于厕，呕血死。病得之流汗。流汗者，（同）法病内重，毛发而色泽，脉不衰，此亦（关）内关〔关〕之病也。

齐中大夫病龋齿②，臣意灸其左大阳明脉，即为苦参汤，日嗽三升，出入五六日，病已。得之风，及卧开口，食而不嗽。

菑川王美人怀子而不乳，来召臣意。臣意往，饮以莨锽药一撮，以酒饮之，旋乳③。臣意复诊其脉，而脉躁。躁者有余病，即饮以消石一齐，出血，血如豆比五六枚。

齐丞相舍人奴从朝入宫，臣意见之食闺门外，望其色有病气。臣意即告宦者平。平好为脉，学臣意所，臣意即示之舍人奴病，告之曰："此伤脾气也，当至春鬲塞不通，不能食饮，法至夏泄血死。"宦者平即往告相曰："君之舍人奴有病，病重，死期有日。"相君曰："卿何以知之？"曰："君朝时入宫，君之舍人奴尽食闺门外，平与仓公立，即示平曰，病如是者死。"相即召舍人（奴）而谓之曰："公奴有病不？"舍人曰："奴无病，身无痛者。"至春果病，至四月，泄血死。所以知奴病者，脾气周乘五藏，伤部而交，故伤脾之色也，望之杀然黄，察之如死青之兹。众医不知，以为大虫，不知伤脾。所以至春死病者，胃气黄，黄者土气也，土不胜木，故至春死。所以至夏死者，脉法曰"病重而脉顺清者曰内关"，内关之病，人不知其所痛，心急然无苦。若加以一病，死中春；一愈顺，及一时。其所以四月死者，诊其人时愈顺。愈顺者，人尚肥也。奴之病得之流汗数出，（灸）〔炙〕于火而以出见大风也。

菑川王病，召臣意诊脉，曰："蹶上为重，头痛身热，使人烦懑。"臣意即以寒

---

① 曹偶：犹等辈也。

② 齐中大夫病龋齿：苦参为清热泻火之品，采用了灸法，中药、灸法治疗龋齿，起到清热泻火、消肿止痛的作用。

③ 乳：乳汁出。

水拊其头①，刺足阳明脉，左右各三所②，病旋已。病得之沐发未干而卧。诊如前，所以蹶，头热至肩。

齐王黄姬兄黄长卿家有酒召客，召臣意。诸客坐，未上食。臣意望见王后弟宋建，告曰："君有病，往四五日，君要胁痛不可俯仰，又不得小溲。不亟治，病即入濡肾。及其未舍五藏，急治之。病方今客肾濡，此所谓'肾痹'也。"宋建曰："然，建故有要脊痛。往四五日，天雨，黄氏诸倩③见建家京下方石，即弄之，建亦欲效之，效之不能起，即复置之。暮，要脊痛，不得溺，至今不愈。"建病得之好持重。所以知建病者，臣意见其色，太阳色干，肾部上及界要以下者枯四分所，故以往四五日知其发也。臣意即为柔汤使服之，十八日所而病愈。

济北王侍者韩女病要背痛，寒热，众医皆以为寒热也。臣意诊脉，曰："内寒，月事不下也。"即窜以药，旋下，病已。病得之欲男子而不可得也。所以知韩女之病者，诊其脉时，切之，肾脉也，啬而不属。啬而不属者，其来难，坚，故曰月不下。肝脉弦，出左口，故曰欲男子不可得也。

临菑泛里女子薄吾病甚，众医皆以为寒热笃，当死，不治。臣意诊其脉，曰："蛲④瘕。"蛲瘕为病，腹大，上肤黄粗，循之戚戚然。臣意饮以芫华⑤一撮，即出蛲可数升，病已，三十日如故。病蛲得之于寒湿，寒湿气宛⑥笃不发，化为虫。臣意所以知薄吾病者，切其脉，循其尺，其尺索刺粗，而毛美奉发，是虫气也。其色泽者，中藏无邪气及重病。

齐淳于司马病，臣意切其脉，告曰："当病迵风。迵风之状，饮食下嗌辄后之。病得之饱食而疾走。"淳于司马曰："我之王家食马肝，食饱甚，见酒来，即走去，驱疾至舍，即泄数十出。"臣意告曰："为火齐米汁饮之，七八日而当愈。"时医秦信在旁，臣意去，信谓左右阁都尉⑦曰："意以淳于司马病为何?"曰："以

---

① 寒水拊其头：物理降温法。
② 刺足阳明脉，左右各三所：选取足阳明经的内庭、陷谷、冲阳三穴针刺，以散肌表之热。足阳明循行于头面部，循经取穴法。
③ 倩：女婿。
④ 蛲：腹中短虫。
⑤ 芫华：即中药芫花。
⑥ 宛：郁积。
⑦ 阁都尉：阁者，姓也，为都尉。一云阁即宫阁，都尉掌之，故曰阁都尉也。

为迵风，可治。"信即笑曰："是不知也。淳于司马病，法当后九日死。"即后九日不死，其家复召臣意。臣意往问之，尽如意诊。臣即为一火齐米汁，使服之，七八日病已。所以知之者，诊其脉时，切之，尽如法。其病顺，故不死。

齐中郎破石病，臣意诊其脉，告曰："肺伤，不治，当后十日丁亥溲血死。"即后十一日，溲血而死。破石之病，得之堕马僵石上。所以知破石之病者，切其脉，得肺阴气，其来散，数道至而不一也。色又乘之。所以知其堕马者，切之得番阴脉。番阴脉入虚里，乘肺脉。肺脉散者，固色变也乘也。所以不中期死者，师言曰"病者安谷即过期，不安谷则不及期"。其人嗜黍，黍主肺，故过期。所以溲血者，诊脉法曰"病养喜阴处者顺死，养喜阳处者逆死"。其人喜自静，不躁，又久安坐，伏几而寐，故血下泄。

齐王侍医遂病，自练五石服之。臣意往过之，遂谓意曰："不肖有病，幸诊遂也。"臣意即诊之，告曰："公病中热。论曰'中热不溲者，不可服五石'。石之为药精悍，公服之不得数溲，亟勿服。色将发臃。"遂曰："扁鹊曰'阴石以治阴病，阳石以治阳病'。夫药石者有阴阳水火之齐，故中热，即为阴石柔齐治之。中寒，即为阳石刚齐治之。"臣意曰："公所论远矣。扁鹊虽言若是，然必审诊，起度量，立规矩，称权衡，合色脉、表里、有余不足、顺逆之法，参其人动静与息相应，乃可以论。论曰'阳疾处内，阴形应外者，不加悍药及镵石'。夫悍药入中，则邪气辟①矣，而宛气②愈深。诊法曰'二阴应外，一阳接内者，不可以刚药'。刚药入则动阳，阴病益衰，阳病益箸，邪气流行，为重困于俞③，忿发为疽。"意告之后百余日，果为疽发乳上，入缺盆④，死。此谓论之大体也，必有经纪。拙工有一不习，文理阴阳失矣。

齐王⑤故为阳虚侯时，病甚，众医皆以为蹶。臣意诊脉，以为痹，根在右胁下，大如覆杯，令人喘，逆气不能食。臣意即以火齐粥且饮，六日气下。即令更服丸药，出入六日，病已。病得之内。诊之时不能识其经解，大识其病所在。

---

① 辟：聚集。
② 宛气：郁积之邪气。
③ 俞：腧穴。
④ 缺盆：锁骨上凹陷处。
⑤ 齐王：齐悼惠王之子，名将庐，文帝十六年为齐王，即位十一年卒，谥孝王。

臣意尝诊安阳武都里成开方,开方自言以为不病,臣意谓之病苦沓风①,三岁四支不能自用,使人喑,喑即死。今闻其四支不能用,喑而未死也。病得之数饮酒以见大风气。所以知成开方病者,诊之,其脉法奇咳言曰"藏气相反者死"。切之,得肾反肺,法曰"三岁死"也。

安陵阪里公乘项处②病,臣意诊脉,曰:"牡疝。"牡疝在鬲下,上连肺。病得之内。臣意谓之:"慎毋为劳力事,为劳力事则必呕血死。"处后蹴踘③,要蹶寒,汗出多,即呕血。臣意复诊之,曰:"当旦日④日夕死。"即死。病得之内。所以知项处病者,切其脉得番阳⑤。番阳入虚里,处旦日死。一番一络者,牡疝也。

臣意曰:他所诊期决死生及所治已病众多,久颇忘之,不能尽识,不敢以对。

问臣意:"所诊治病,病名多同而诊异,或死或不死,何也?"

对曰:"病名多相类,不可知,故古圣人为之脉法,以起度量,立规矩,县权衡,案绳墨,调阴阳,别人之脉各名之,与天地相应,参合于人,故乃别百病以异之,有数者⑥能异之,无数者同之。然脉法不可胜验,诊疾人以度异之,乃可别同名,命病主在所居。今臣意所诊者,皆有诊籍⑦。所以别之者,臣意所受师方适成,师死,以故表籍所诊,期决死生,观所失所得者合脉法,以故至今知之。"

问臣意曰:"所期病决死生,或不应期,何故?"

对曰:"此皆饮食喜怒不节,或不当饮药,或不当针灸,以故不中期死也。"

问臣意:"意方能知病死生,论药用所宜,诸侯王大臣有尝问意者不? 及文王病时,不求意诊治,何故?"

对曰:"赵王、胶西王、济南王、吴王皆使人来召臣意,臣意不敢往。文王⑧病时,臣意家贫,欲为人治病,诚恐吏以除拘臣意也,故移名数左右⑨,不修家

① 沓风:风病之名。
② 安陵阪里公乘项处:安陵阪里,地名。公乘,官名。项,姓。处,名。再如元里公乘阳庆。
③ 蹴踘:打球。
④ 旦日:明天。
⑤ 番阳:阳脉翻入虚里。
⑥ 有数者:术数之人,有技术、有能力之人。
⑦ 诊籍:诊疗疾病的记录,即今之医案。
⑧ 文王:齐文王,在文帝十五年卒。
⑨ 移名数左右:以名籍属左右之人,改名换姓。

生,出行游国中,问善为方数者事之久矣,见事数师,悉受其要事,尽其方书意,及解论之。身居阳虚侯国,因事侯。侯入朝,臣意从之长安,以故得诊安陵项处等病也。"

问臣意:"知文王所以得病不起之状?"

臣意对曰:"不见文王病,然窃闻文王病喘,头痛,目不明[1]。臣意心论之,以为非病也。以为肥而蓄精,身体不得摇,骨肉不相任,故喘,不当医治。脉法曰'年二十脉气当趋,年三十当疾步,年四十当安坐,年五十当安卧,年六十已上气当大董[2]'。文王年未满二十,方脉气之趋也而徐之,不应天道四时。后闻医灸之即笃,此论病之过也。臣意论之,以为神气争而邪气入,非年少所能复之也,以故死。所谓气者,当调饮食,择晏日,车步广志,以适筋骨肉血脉,以泻气。故年二十,是谓'贺'。法不当砭灸,砭灸至气逐。"

问臣意:"师庆安受之? 闻于齐诸侯不?"

对曰:"不知庆所师受。庆家富,善为医,不肯为人治病,当以此故不闻。庆又告臣意曰:'慎毋令我子孙知若学我方也。'"

问臣意:"师庆何见于意而爱意,欲悉教意方?"

对曰:"臣意不闻师庆为方善也。意所以知庆者,意少时好诸方事,臣意试其方,皆多验,精良。臣意闻菑川唐里公孙光善为古传方,臣意即往谒之。得见事之,受方化阴阳及传语法,臣意悉受书之。臣意欲尽受他精方,公孙光曰:'吾方尽矣,不为爱公所。吾身已衰,无所复事之。是吾年少所受妙方也,悉与公,毋以教人。'臣意曰:'得见事侍公前,悉得禁方,幸甚。意死不敢妄传人。'居有间,公孙光间处,臣意深论方,见言百世为之精也。师光喜曰:'公必为国工。吾有所善者皆疏,同产处临菑,善为方,吾不若,其方甚奇,非世之所闻也。吾年中时,尝欲受其方,杨中倩不肯,曰"若非其人也"。胥[3]与公往见之,当知公喜方也。其人亦老矣,其家给富。'时者未往,会庆子男殷来献马,因师光奏

---

① 文王病喘,头痛,目不明:文王体型肥胖,出现喘、头痛、视力降低,当心情舒畅、节制饮食、少食肥甘厚味之品,加上多运动,舒缓气血筋脉,非药物、针灸而能有效,所以他因误灸而死。

② 董:深藏之。

③ 胥:须。

马王所,意以故得与殷善。光又属意于殷曰:'意好数,公必谨遇①之,其人圣儒。'即为书以意属阳庆,以故知庆。臣意事庆谨,以故爱意也。"

问臣意曰:"吏民尝有事学意方,及毕尽得意方不②? 何县里人?"

对曰③:"临菑人宋邑。邑学,臣意教以《五诊》,岁余。济北王遣太医高期、王禹学,臣意教以《经脉高下及奇络结》《当论俞所居》,及《气当上下出入邪[正]逆顺》,以宜镵石,定砭灸处,岁余。菑川王时遣太仓马长冯信正方,臣意教以《案法逆顺》《论药法》《定五味》及《和齐汤法》。高永侯家丞杜信,喜脉,来学,臣意教以《上下经脉》《五诊》,二岁余。临菑召里唐安来学,臣意教以《五诊》《上下经脉》《奇咳》《四时应阴阳重》,未成,除为齐王侍医。"

问臣意:"诊病决死生,能全无失乎?"

臣意对曰:"意治病人,必先切其脉,乃治之。败逆者不可治,其顺者乃治之。心不精脉,所期死生视可治,时时失之,臣意不能全也。"

太史公曰④: 女无美恶,居宫见妒;士无贤不肖,入朝见疑。故扁鹊以其伎见殃,仓公乃匿迹自隐而当刑。缇萦通尺牍,父得以后宁。故老子曰"美好者不祥之器",岂谓扁鹊等邪? 若仓公者,可谓近之矣。

---

① 谨遇:好好对待,礼待。
② 不:否。
③ 对曰:所述为淳于意教授徒弟的课程和时间,因才、因人施教。
④ 太史公曰:以下几句为司马迁对扁鹊、仓公的感慨和评价。